肿瘤放射治疗技术
操作规范

主　编　林承光

副主编　丁生苟　张德康　孙　丽
　　　　许　青　陈　林　郭跃信
　　　　许森奎　孙显松　戴相昆

人民卫生出版社

图书在版编目（CIP）数据

肿瘤放射治疗技术操作规范 / 林承光主编. —— 北京：
人民卫生出版社，2019

ISBN 978-7-117-28811-8

Ⅰ.①肿… Ⅱ.①林… Ⅲ.①肿瘤－放射治疗学－技术操作规程 Ⅳ.①R730.55-65

中国版本图书馆 CIP 数据核字（2019）第 166122 号

| 人卫智网 | **www.ipmph.com** | 医学教育、学术、考试、健康，
购书智慧智能综合服务平台 |
| 人卫官网 | **www.pmph.com** | 人卫官方资讯发布平台 |

肿瘤放射治疗技术操作规范

主　　编：林承光
出版发行：人民卫生出版社（中继线 010-59780011）
地　　址：北京市朝阳区潘家园南里 19 号
邮　　编：100021
E - mail：pmph @ pmph.com
购书热线：010-59787592　010-59787584　010-65264830
印　　刷：北京盛通印刷股份有限公司
经　　销：新华书店
开　　本：889×1194　1/32　　印张：8
字　　数：215 千字
版　　次：2019 年 9 月第 1 版　2019 年 12 月第 1 版第 2 次印刷
标准书号：ISBN 978-7-117-28811-8
定　　价：88.00 元

打击盗版举报电话：010-59787491　E-mail：WQ @ pmph.com
（凡属印装质量问题请与本社市场营销中心联系退换）

编　委（以姓氏笔画为序）

张连胜　中国医学科学院肿瘤医院

张德康　电子科技大学医学院附属肿瘤医院

陈　林　哈尔滨医科大学附属肿瘤医院

陈　鑑　汕头大学医学院附属肿瘤医院

陈列松　苏州大学附属第二医院

林承光　中山大学附属肿瘤医院

竺　铭　上海交通大学医学院附属瑞金医院

周　锐　安徽省六安市中医院

郑祖安　华中科技大学同济医学院附属同济医院

赵　惠　解放军第九六〇医院

高　岩　吉林大学第一医院

郭跃信　郑州大学第一附属医院

龚　坚　武汉大学中南医院

傅万凯　福建省肿瘤医院

雷明军　中南大学湘雅医院

戴相昆　中国人民解放军总医院

恶性肿瘤是严重威胁人类健康的重大疾病，而放射治疗是一种重要的肿瘤治疗手段。随着计算机技术、影像学技术和信息化技术的不断发展，放射治疗已进入了全新的精准放射治疗时代。当前，随着适形调强放射治疗（IMRT）、图像引导放射治疗（IGRT）、立体定向放射治疗（SBRT）和自适应放射治疗（ART）的广泛运用，肿瘤的局部控制率得到提高的同时，降低了正常组织的损伤，患者的生存质量也随之显著提高。放射治疗在肿瘤治疗中的作用和地位日益突出。

在放射治疗领域，放射治疗医师、放射治疗物理师和放射治疗师需要紧密合作，方能安全准确地为患者完成放射治疗工作。作为肿瘤放射治疗团队核心成员之一，放射治疗师需要参与放射治疗各个环节的工作。无论放射治疗医师勾画的肿瘤靶区如何精确，物理师设计的放射治疗计划多么完美，最终都需要放射治疗师精准地实施。特别是在精准放射治疗新时代，放射治疗师需要承担的工作任务越来越多、责任越来越大，所起的作用也更加重要，他们对新技术的实施直接关乎治疗的精准性和疗效。

在临床放射治疗实践中，放射治疗医师勾画靶区可参照相关的指南或专家共识，但针对放射治疗师的技术操作，目前尚缺乏全国性的技术规范；这造成全国各放射治疗单位难以做到技术操作的同质化和规范化，直接影响到放射治疗技术的发展和新技术的推广。鉴于此，中华医学会放射肿瘤治疗学分会放射治疗技术学组组织了全国各地的委员编写了这本《肿瘤放射治疗技术操作规范》。本书荟萃了国内众多专家在放射治疗技术上的前沿研究成果，综合了临床放射治疗技术操作的实践经验，重点介绍了放疗设备的日常质量控制和质量保证以及八大类肿瘤放疗技术操作规范。本书的出版将有助于放射治疗师扩展视野和知识面，从而更好地理解和执行放射治疗技术操作规范。由于放射治疗技术操作是个动态过程，本书也将技术操作视频融入其中，以帮助读者进一步理解并掌握技术操作规范。希望广大读者能从本书中受益，共同促进我国放射治疗技术的不断发展，更好地服务于众多肿瘤患者。

张红志

国家癌症中心

中国医学科学院肿瘤医院

前言

　　放射治疗（简称"放疗"）是肿瘤传统治疗的三大手段之一，大约有 70% 的肿瘤患者接受放疗。随着放疗技术的发展，疗效不断提高，患者生存时间明显延长。肿瘤患者不仅要求活得更久，也要求活得更有质量、更有尊严。然而放疗是一把双刃剑，在杀灭肿瘤细胞的同时也会对正常组织细胞造成损伤。如何在保证疗效的前提下将毒副反应降至最低，需要放疗团队的医师、物理师、治疗师通力合作才能取得满意的效果。但我国的放疗水平面临着不同地区、不同医院之间发展不平衡、不充分的问题，特别是放疗团队中的放射治疗师，这方面的矛盾更加突出。

　　为了让不同地区、不同医院甚至不同治疗师之间尽可能达到同质化，以促进全国放疗技术的同步发展，造福广大肿瘤患者，由中华医学会放射肿瘤学分会放射治疗技术学组牵头组织各地的全国学组委员，共同编写了本书。负责各病种操作规范起草的专家均来自国内知名医院，且每个病种的规范都经过了不同医院的五至六位专家充分讨论才定稿，具有广泛的代表性；所以本书可作为放射治疗师日常工作的指南及本行业的操作规范。

　　本书的主要内容包括：放射治疗师如何对放疗设备实施质量控制和质量保证，如何对接受放疗的患者实施心理干预，如何与患者进行有效的沟通，八大常见肿瘤放疗的体位固定、模拟定位、体位验证、放疗实施的操作规范。为了更加直观，部分内容配备了短视频，读者可通过扫描各章首二维码进行观看和学习。

　　本书在编写中参考了国内外大量放疗设备及放疗技术的相关研究成果及文献资料，由于篇幅限制，未能一一列出，在此特别向相关作者表示衷心的感谢；同时，感谢本书编者的通力合作；此外，中山大学附属肿瘤医院放疗科郭桂灿治疗师为本书做了大量细致的工作，在此一并表示诚挚的谢意。

　　由于受时间及编者水平所限，书中难免有疏漏之处，敬请业界同仁和广大读者批评指正，提出宝贵意见。

林承光

2019 年 5 月于广州

目录

第四章 **肺癌放射治疗技术操作规范**

第五章 **乳腺癌放射治疗技术操作规范**

第六章 **直肠癌放射治疗技术操作规范**

第一章

放疗设备的日常质量控制和质量保证

 第一节 X线模拟机的质量控制和质量保证

X线模拟机在普通X线诊断机基础上发展而来，具有增强的放射成像功能。X线模拟机以X线球管代替治疗机辐射源，其机械几何参数通过影像系统提供有关肿瘤和重要器官的影像信息，是常用放射治疗的辅助设备。X线模拟机一方面可以为医生和物理师提供患者的影像信息来设计放射治疗计划，另一方面可以作为治疗方案的模拟和验证复位。

X线模拟机在长期的使用过程中，由于设备运动摩擦损耗、环境微小振动、日常维护维修等会出现一些机械偏差，如灯光野和激光定位系统漂移、光栅和臂架转动角度不到位、床面变形、轴距（TAD）变化以及射野偏移等。这些偏差将影响整个放射治疗的全过程，因此，有必要定期对X线模拟机进行规范的检测（表1-1）。

表1-1 美国医学物理学会（AAPM）

建议的X线模拟机的质量保证和质量控制指标

检测频度	检测项目	标准
每日检测	安全开关	正常
	门连锁	正常
	激光灯	±2mm

续表

检测频度	检测项目	标准
每日检测	光矩尺	±2mm
每月检测	臂架角度、准直器角度、床角度	±1°
	十字线中心精度	直径 ±2mm
	轴距刻度精度	±2mm
	光野大小指示	±2mm
	射野光野一致性	±2mm
	防碰撞	正常
每年检测	准直器等中心旋转	直径 ±2mm
	臂架等中心旋转	直径 ±2mm
	床等中心旋转	直径 ±2mm
	准直器、臂架、床旋转中心偏差	直径 ±2mm
	床的直线运动	±2mm

一、机械精度的检验

X线模拟机采用等中心设计原理，使准直器、臂架和治疗床的旋转轴相交于一点。准直器安装在臂架的环状旋转轴承上，在臂架固定不动时，准直器的旋转轴应该保持不变。臂架采用C形臂架设计，可以360°旋转，其旋转轴与准直器旋转轴以及治疗床的旋转轴应严格相交于一点，称为机器的旋转等中心。在检测模拟定位机时，应首先对机械精度部分进行检测（包括准直器、臂架和治疗床的运动到位精度检测），其次应检测机械旋转等中心重合性、光矩尺指示精度、轴距精度。

（一）臂架角度的检验

方法：将臂架转至0°处，用精准水平仪检测，根据水平仪读数微调机架角度。登记当检测仪读数为"0"时臂架的实际读数，即为此时机架角度的误差值。其他角度用类似方法测量。实例操作如图1-1、图1-2所示，误差表参考表1-2。

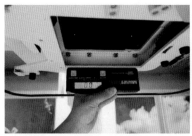
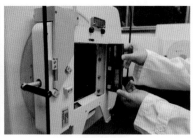

图 1-1　臂架 0° 检测　　　　　　图 1-2　臂架 270° 检测

表 1-2　**臂架角度刻度误差表**

单位：（°）

项目	臂架角度			
	0°	90°	180°	270°
偏差				
结果	标准：± 0.5°		是否合格：_____	

（二）准直器角度的检验

方法：将臂架转至实际 90° 处，准直器转至预设角度，在准直器测量用精准水平仪检测，根据水平仪读数微调准直器角度。登记当检测仪读数为预设角度时水平仪的实际读数，差值即为此时准直器角度的误差值。实例操作如图 1-3 所示。

另外，必须检测"#"字叉丝的准直器角度的吻合性。

方法：将臂架转至 90°／270° 处，将准直器转至 0°，打开灯光野，准直器上的"#"字铅丝投影到影像增强器上，调节准直器角度，直到"#"字铅丝垂直投影与铅垂线平行，或用水平仪测量水平位置的投影和"#"字铅丝水平投影平行／

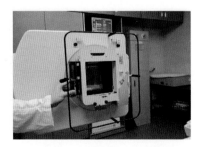

图 1-3　准直器 0° 检测

重叠，检测是否符合要求。实例操作如图 1-4 及图 1-5 所示，误差表参考表 1-3。

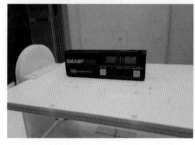

图 1-4　模体 Iso-Align 面板水平检测　　图 1-5　"#"字铅丝水平检测

表 1-3　**准直器角度刻度误差表**

单位：（°）

项目	准直器角度				"#"字叉丝与准直器角度是否一致
	0°	90°	180°	270°	
偏差					
结果	标准：±0.5°		是否合格：＿＿＿		是否合格：＿＿＿

（三）床指示刻度的检验

1. **治疗床旋转角度的检测**　方法：臂架转至实际 0° 处，准直器和床设定角度一致并转到各预设值，打开灯光野，调节床的左右、进出方向及旋转，微调床角度使床的一个直角的两边的投影与十字叉丝的投影重合，此时治疗床的旋转角度与预设值偏差即为误差值。实例操作如图 1-6 所示，误差表参考表 1-4。

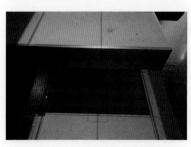

图 1-6　床角度 0° 检测

表 1-4 **床角度刻度误差表**

单位:（°）

项目	床角度				
	0°	45°	90°	315°	270°
偏差					
结果	标准:±0.5°			是否合格:_____	

2. 治疗床直线位移的精度检测 方法：用精准水平仪检测测量床面水平准确后，用 Iso-Align 模体按照准直器灯光野十字叉丝投影摆好位后，根据模体上标示的距离进行移床，检查实际移床距离与床显示参数距离的偏差（表 1-5）。

表 1-5 **床移动精度误差表**

单位：mm

项目	床直线位移					
	进床	出床	左移	右移	升床	降床
	20mm	20mm	20mm	20mm	20mm	20mm
数值指示						
偏差						
结果	标准:±2mm			是否合格:_____		

（四）光距尺指示刻度的检验

方法：将模拟机轴距刻度读数调至"100"处，模体 Iso-Point 指针按照准直器灯光野十字叉丝投影摆好位后，转动臂架，微调床高度使指针中心投影一直在准直器十字叉丝投影中心上，臂架转到 0°后重新读取光距尺读数，判断是否为 100。实例操作如图 1-7 ~ 图 1-9 所示。

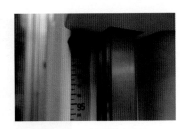

图 1-7 轴距指示图

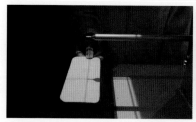

图 1-8 指针中心投影在准直器十字叉丝投影中心上

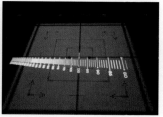

图 1-9 光矩尺验证

卸下面板，观察底部十字划线处的光距尺读数，并按图示摆上光学距离指示器模体并读数检验。实例操作如图 1-10 及图 1-11 所示，误差表参考表 1-6。

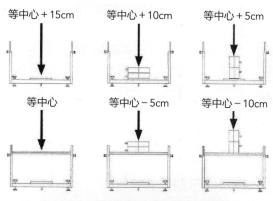

图 1-10 光学距离指示器模体示意图

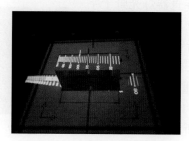

图 1-11 光矩 95cm 示意图

表 1-6　光距尺指示刻度误差表

单位：mm

项目	源皮距					
	90cm	95cm	100cm	105cm	110cm	115cm
数值指示						
偏差						
结果	标准：±2mm　　　　　　　　是否合格：_____					

二、光野、射野等中心的检验

（一）光野等中心误差检验

方法：将臂架转至预设角度，模体 Iso-Align 按照准直器灯光野十字叉丝投影摆好位后，调整光距尺，使面板准线中心处于源皮距 100cm 距离上。在转动准直器的情况下观察准直器中心十字投影是否偏离面板上的中心十字划线，并记录偏差。实例操作如图 1-12 所示，误差表参考表 1-7（误差表中，A/B 表示左右方向，G/T 表示前后方向，U/D 表示上下方向）。

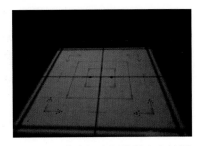

图 1-12　准直器光野旋转中心检测

表 1-7　光野中心半径误差表

单位：mm

角度	臂架		
	A/B	G/T	U/D
0°			—
90°	—		
270°	—		
结果	标准：±2mm　　　　　　　　是否合格：_____		

注：– 表示无此项

（二）射野等中心误差检验

方法：将臂架转至预设角度，模体 Iso-Point 指针按照准直器灯光野十字叉丝投影摆好位后，出束曝光，观察指针尖端投影在图像上的偏差。实例操作如图 1-13 及图 1-14 所示。

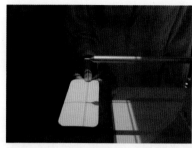

图 1-13 指针放在光野中心处　　图 1-14 射野、光野中心重合性检验

在预设臂架角度固定的情况下，边转动准直器角度边出束，观察指针尖端的投影是否偏离射野中心，并记录偏离的方向和大小（表 1-8）。

表 1-8 **射野中心半径误差表**

单位：mm

角度	臂架		
	A/B	G/T	U/D
0°			–
90°	–		
180°			–
270°	–		
结果	标准：±2mm		是否合格：_____

注：–表示无此项

（三）"#"字铅丝刻度指示检测

方法：将臂架转至 0° 处，模体 Iso-Point 指针按照准直器灯光野十字叉丝投影源皮距 100cm，摆好位后，设置射野大小参数至各预设值，观察"#"字铅丝投影和面板相应准线的偏差并记录。20cm×20cm 和 10cm×10cm 射野下实例操作如图 1-15 及图 1-16 所示，误差表参考表 1-9。

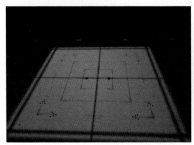 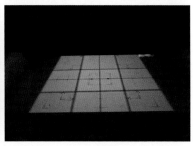

图 1-15　　"#"字铅丝 20cm×20cm　图 1-16　　"#"字铅丝 10cm×10cm
　　　　　　检验　　　　　　　　　　　　　检验

表 1-9　　"#"字铅丝刻度半径误差表

单位：mm

射野大小	X_1 偏差	X_2 偏差	Y_1 偏差	Y_2 偏差
5cm×5cm				
10cm×10cm				
15cm×15cm				
20cm×20cm				
结果	标准：± 2mm		是否合格：_____	

（四）光射野重合度的检验

方法：将臂架转至 0° 处，模体 Iso-Align 按照准直器灯光野十字叉丝投影摆好位后，调整光距尺，使面板中心处于源皮距

100cm 距离上。将射野大小参数设置为 15cm×15cm 并出束曝光，观察获取影像上"#"字铅丝投影和面板上相应铅点的偏差并记录。实例操作如图 1-17 及图 1-18 所示，误差表参考表 1-10。

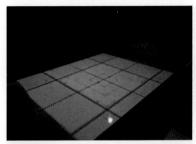 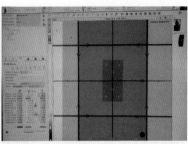

图 1-17 "#"字铅丝 15cm×15cm　图 1-18 辐射野 15cm×15cm 检验
　　　　　检验

表 1-10 光射野重合度误差表

单位：mm

项目	X_1	X_2	Y_1	Y_2
偏差				
结果	标准：±2mm		是否合格：	

三、定位激光的检验

三维定位激光在常规二维治疗、三维适形治疗和调强放射治疗的定位、复位以及治疗过程中，都有至关重要的作用，其质量保证和质量控制十分重要。三维定位激光具有定位、标志靶区的位置、保证体位重复性的功能。常规模拟定位机的三维定位激光系统由三组激光灯组成，臂架左右墙壁上安装有激光灯 A 和激光灯 B，发出的是红色或蓝色十字激光，两边必须重合且经过模拟定位机的机械等中心。激光灯 A 必须和 90° 臂架、0° 准直器时准直器上的十字叉丝重合；激光灯 B 必须和 270° 臂架、0°

准直器时准直器上的十字叉丝重合；顶部安装有顶部激光灯，发出纵轴激光必须垂直通过模拟定位机的机械等中心。三维激光灯是机器机械等中心的外部体现，操作者必须依赖定位激光灯来完成照射等中心位置的摆位。因此定位激光灯的准确与否，将关系到定位以及治疗的效果甚至治疗安全。三维定位激光灯在等中心的位置误差要求不能超过 2mm，在等中心左右旁开 20cm 的位置也不能超过 2mm。

方法：模体 Iso-Align 按照准直器灯光野十字叉丝投影摆好位后，调整光距尺，使面板中心处于源皮距 100cm 距离处。转动面板，在水平、垂直两个方向上验证激光灯和面板上中心十字准线的偏差并记录数据。实例操作如图 1-19 及图 1-20 所示，误差表参考表 1-11。

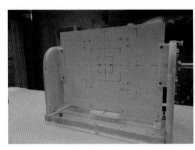 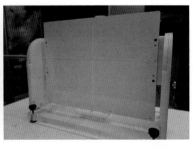

图 1-19　激光验证图。按十字叉丝投影调整光距尺

图 1-20　激光验证图。转动面板，在水平、垂直两个方向上验证偏差

表 1-11　**激光灯误差表**

单位：mm

项目	激光灯		
	A 灯	B 灯	正中灯
与等中心偏差	U/D：_____	U/D：_____	A/B：_____
	G/T：_____	G/T：_____	
结果	标准：± 2mm	是否合格：_____	

四、安全防护和系统功能检测

（一）治疗床连锁、门连锁以及紧急开关

定期检查治疗床连锁和门连锁是否正常工作，确保机器在治疗床连锁和门连锁正常的情况下工作。当治疗床连锁故障时不能出束，当机房防护门打开时停止出束，避免由于连锁的故障而出现机器损坏或者辐射漏射。

（二）紧急开关

检查治疗床两边和机房迷道中间以及控制台紧急开关按钮是否正常工作，以便在紧急情况下按下按钮，中断机器的运转和停止辐射出束，确保机器和人员的安全。

（三）出束指示灯

检查出束时指示灯是否亮起，停止出束时是否熄灭，确保在机房外面的人员能通过指示灯得到正确的指示。

（四）防碰撞连锁

定期检查准直器和影像增强器 / 电子射野影像系统（electron portal imaging device，EPID）的防碰撞作用是否正常。

（五）监控系统和对讲系统

每天开机前都必须检测监控系统是否正常、对讲系统是否正常，确保在治疗过程中出现异常情况时能及时发现和处理。

第二节 **CT 模拟机的质量控制和质量保证**

以 CT 模拟定位扫描为基础的精确放疗，已成为目前现代放疗的主流。作为专业的模拟扫描定位机，机器的机械和几何精度远比普通的诊断 CT 扫描机严格，从肿瘤的扫描定位、剂量分布的计算、放疗计划的设计到放疗计划的模拟和实施，CT 模拟机都贯穿着放射治疗的各个阶段，是三维适形放疗和调强放疗的关键环节。CT 模拟机的机械几何精确度直接影响到放射治疗能否

精确的定位和设计。为提高精确治疗的精确度，须定期对 CT 模拟定位机的机械和几何精度进行检测（表 1-12）。

表 1-12　AAPM 建议的 CT 模拟机的质量保证和质量控制指标

检测频度	检测项目	标准
每日检测	安全开关	正常
	门连锁	正常
每月检测	激光灯	±2mm
	扫描架倾斜角度	±2°
	治疗床垂直、水平运动检测	±1mm
	治疗床步进精度	±1mm
	CT 值（水）	与基线值相差 ±4HU 以内
	均匀性	与基线值相差 ±2HU 以内
	噪声	与基线值相差 ±10% 以内
	重建层厚偏差	与基线值相差 ±20% 以内或 ±1mm
每季度测量	高对比度分辨率	产品标准
	低对比度分辨率	产品标准

一、定位激光的检验

CT 模拟机有两套激光系统，一套安装在 CT 扫描机的机架内，用来指示扫描层面，另一套安装在两侧墙壁和天花板上，用来对患者摆位和设置患者体表的初始中心标志点。

机架内两侧的激光（机架内 A/B 激光灯）用于定义冠状平面和轴向平面，机架顶部的激光用于定义矢向和轴向平面，两组激光束应当分别与扫描平面平行和正交，并相交于扫描平面的中心。

外部激光安装在两侧墙壁或墙壁刚性固定架上以及机房天花板或天花板刚性固定架上。两侧墙壁激光（墙壁 A/B 激光灯）同样用于定义冠状平面和轴向平面，天花板的激光用于定义矢向和轴向平面。两侧墙壁激光必须平行于扫描平面，与扫描中心的距离为 60cm，天花板激光必须垂直于扫描平面并通过扫描中心。外部的激光灯为可移动激光灯，既可以确定虚拟等中心（CT模拟机等中心沿矢向和轴向平面相交线向床方向移动 60cm处），又可以进行移位来设置患者体表的初始中心标志点。

（一）机架内激光的检验

机架内激光必须与扫描平面重合，机架内 A/B 激光灯和顶部激光灯所确定的平面必须水平和垂直且相交于扫描平面中心。

方法：将模拟机激光模体 Gammax 放置在治疗床上，并通过底部的水平调节按钮将模体调节在水平位置上，然后按照机架内激光摆位，机架内的 A/B 激光灯应通过升降床对准 Gammax 模体两边的水平孔，机架的垂直激光灯通过进出床对准 Gammax 模体的垂直槽，机架头顶方向的轴向激光灯对准中心模块的垂直孔（图 1-21）。

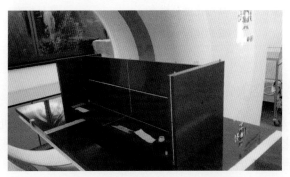

图 1-21　激光模体 Gammax 验证

将床位数据置零后采集一幅宽为 1mm 层厚的轴向扫描图像（图 1-22）。

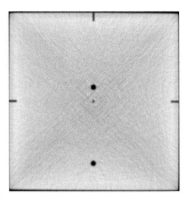

图 1-22　轴向扫描图像

在机架内激光与扫描平面重合的理想情况下，0 层面可以清晰地看到三条线，在 − 1 和 + 1 层面可以看到较不清晰的三条线，而在其他层面完全看不到线的阴影。在 0 层面以系统测量用的十字正交线来检验机架内激光的准确性，十字正交线中心处坐标 $(X, Y: 0, 0)$ 应与模块的中央孔重叠，水平线穿过模块两侧的线，垂直模块穿过中央孔。机架内激光灯的质量保证登记表见表 1-13。

表 1-13　**机架内激光灯误差表**

项目	机架内激光灯			轴向激光与 扫描平面重合
	激光灯 A	激光灯 B	顶部激光灯	是否通过：_____
偏差	U/D：_____	U/D：_____	A/B：_____	
结果	标准：± 2mm　　是否合格：_____			

（二）外部激光的检验

虚拟等中心由两侧墙壁激光（墙壁 A/B 激光灯）和天花板的激光相交指示。墙壁 A/B 激光灯和天花板激光灯定义的矢向平面必须垂直于扫描平面并通过扫描中心，定义的轴线平面平行于扫描平面且距离 60cm（不同单位有所差别）。

方法：将模拟机激光模体 Gammax 放置在治疗床上，并通过底部的水平调节按钮将模体调节在水平位置上，然后按照机架内激光摆位，模体的长度为标准 60cm，观察外部激光是否与模体上的摆位标志吻合，并登记误差（表 1-14）。

表 1-14　外部激光灯误差表

单位：mm

项目	外部激光灯			内外激光的距离
	左侧激光灯	右侧激光灯	顶部激光灯	
偏差	U/D：_____ G/T：_____	U/D：_____ G/T：_____	A/B：_____	与 60cm 差值：_____
结果	标准：± 2mm	是否合格：_____		是否合格：_____

二、定位床的检验

定位床床板必须保持水平，并垂直于影象扫描平面；定位床在负载 70kg 的情况下垂直及轴向运动必须有较高的精确性和重复性，自动控制步进移动误差应小于 1mm。

（一）定位床床板垂直于影像扫描平面的检测

方法：用水平仪测量床面的水平程度，将模拟机激光模体 Gammax 放置在治疗床上，并通过底部的水平调节按钮将模体调节在水平位置上，然后按照机架内激光和外部激光进行摆位。扫描整个模体，测量两端有三条清晰短线的平面（获得图像 a 和图像 b），使用系统十字正交线对两幅图像中模块上中心孔的位置进行测量，测量出模体头端图像 a 和模体尾端图像 b 中心孔处 X 轴和 Y 轴方向的偏差位移并登记，X 轴方向的误差表示平面床扭曲或旋转，Y 轴误差表示不同进床位置床板下沉或上翘。没有偏差表示床运动轴和图像采集平面垂直。模体验证中心孔误差见图 1-23，表 1-15。

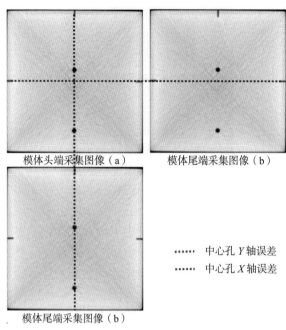

模体头端采集图像（a）　　　模体尾端采集图像（b）

•••••• 中心孔 Y 轴误差
•••••• 中心孔 X 轴误差

模体尾端采集图像（b）

图 1-23　两幅图像中心孔的位置误差

表 1-15　**模体验证中心孔误差**

单位：mm

项目	中心孔 X 轴误差	中心孔 Y 轴误差
偏差	A/B：＿＿＿＿＿	U/D：＿＿＿＿＿
误差允许范围	标准：±2mm　　是否合格：＿＿＿＿＿	

（二）定位床直线运动的精确性和重复性

在治疗床上放置重量约为 70kg 的重物，作为模拟实际定位扫描时的情况。使用沿纵向摆放于床面的长尺，观察进出床过程中激光灯投影在尺上的标记位置，与相应数字显示进行比较。检测床水平运动数字显示的精确性和重复性（图 1-24）。

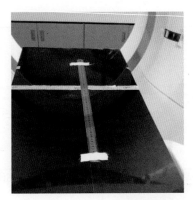

图 1-24 治疗床水平运动检测

　　垂直运动数字显示精确性和重复性测试使用沿垂直方向摆放于床侧的长尺，观察升降床过程中激光灯投影在尺上的标记位置，与相应数字显示进行比较。注意测量过程中应保持长尺与床面垂直。

（三）定位床的自动控制步进精度

　　同样在治疗床上放置大约 70kg 的重物，作为实际定位扫描时情况的模拟。将钢尺平行于激光粘贴在床面上，记录激光灯投影在尺上的标记，床位置数据置零。在计算机操作下进出床 500mm，检测进出床指示仪的数据和实际进出床的位移值是否吻合，误差不能超过 1mm。

三、图像质量的检验

　　利用 Catphan 504 模体进行图像质量测试。Catphan 504 模体的四个检测模块：

1. CTP401　层厚、CT 值线性与对比度标度
2. CTP528　高对比度分辨力
3. CTP515　低对比度分辨力
4. CTP486　场均匀性和噪声

扫描条件：按照临床使用的扫描条件进行扫描：120/140kV，3/5mm，280mAs。Catphan 504实物图和模块图分别如图1-25及图1-26所示。

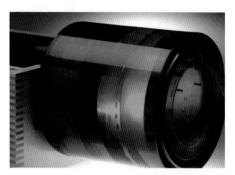

图1-25 Catphan 504 实物图

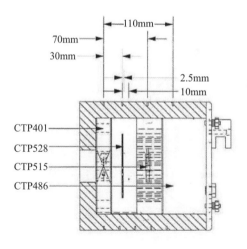

图1-26 Catphan 504 结构图

按照图1-27所示将Catphan 504模体摆位后进行扫描，扫描层厚为5mm。

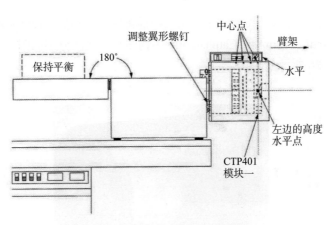

图 1-27　Catphan 504 模体摆位图

（一）扫描层厚的检测

CT 模拟扫描时，扫描层厚越小，重建的三维图像失真度越小，三维空间分辨率越高，越有利于医师对肿瘤靶区和周围组织的区分和勾画，但球管连续扫描的时间就越长、损耗越大。

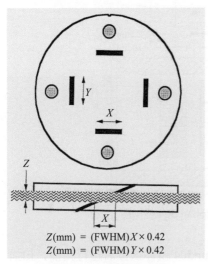

$$Z(mm) = (FWHM)X \times 0.42$$
$$Z(mm) = (FWHM)Y \times 0.42$$

图 1-28　扫描层厚检测图

方法：根据要检测的不同层厚选择相应层厚扫描 CTP401 模块，调整窗宽至最小，调整窗位至标记物（4 条斜线）影像恰好完全消失，此时的 CT 值为 CT_{max}，附近背景的 CT 值为 $CT_{background}$，上述两个 CT 值和的一半记为 CT_{hm}，重新调整窗位至 CT_{hm}，测量此时标记物的长度为 FWHM。计算重建层厚的测量值：FWHM × tan23（图 1-28，表 1-16）。

表 1-16　扫描层厚误差表

项目	标称层厚			
	2mm	3mm	5mm	10mm
测量层厚 /mm				
误差 /%				

（二）CT 值线性的检测

CT 模拟机扫描所采集的图像 CT 值将用于放射治疗计划剂量分布的设计，不同物理密度的物体对应不同的 CT 值，也对应着不同的射线线性衰减系数。因此，CT 模拟机扫描的 CT 值的准确性将直接影响放疗计划剂量分布的准确性，CT 测量值与理论计算平均值应控制在 5～15HU（表 1-17）。

表 1-17　CT 值线性误差表

单位：HU

项目	聚四氟乙烯 (teflon)	丙烯酸 (acrylic)	低密度聚乙烯 (LDPE)	迭尔林 (delrin)	聚苯乙烯 (polystyrene)	亚胺硫磷 (PMP)	空气
标准 CT 值	990	120	－ 100	340	－ 35	－ 200	－ 1000
测量值							
误差							

（三）图像空间分辨率的检测

空间分辨率又称为高对比度分辨率，是 CT 成像时分辨细小结构的能力，能够较为直接地反映设备的性能。看到越多对高密度线代表空间分辨率越高（图 1-29）。

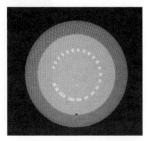

图 1-29　图像空间分辨率检测

（四）图像密度分辨率的检测

密度分辨率又称为低对比度分辨率，是 CT 成像时能识别低对比的细节的最小尺寸，通常用百分比来表示。密度分辨率越高，越能分辨密度差异小的组织。一些肿瘤组织和周围组织密度差异小，只能依赖密度分辨率较高的 CT 模拟机来分辨。

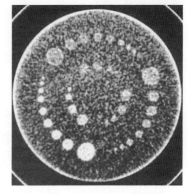

图 1-30　图像密度分辨率检测

通过调节窗宽窗位，看到越小直径的圆孔，密度分辨率越高（图 1-30）。

（五）场均匀性和噪声的检测

场均匀性是指在均匀模体扫描时在不同位置或区域出现不均匀的 CT 值变化，出现不确定性伪影；噪声是均匀模体扫描时出现的高低不同水平的 CT 值，噪声的产生是扫描时 X 线光子的随机分布造成的，某个区域的光子聚集而另外某个区域的光子减少，形成的 CT 值高低差别。

在一均匀模体的不同区域选择同一形状和大小一致的检测范围进行 CT 值检测（图 1-31）。

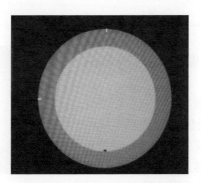

图 1-31　场均匀性和噪声检测

四、安全防护和系统功能检测

见"X 线模拟机的质量控制和质量保证"相关内容。

 ## MRI 模拟机的质量控制和质量保证

与 CT 模拟机比较，MRI 模拟机在软组织的成像方面分辨率更高，且没有辐射。除了解剖影像外，MRI 的多参数成像具有功能影像成像功能，可以提供患者生理代谢身体机能等诊断信息；因此，MRI 模拟机在放疗中扮演的角色越来越重要。MRI 模拟机的质量保证和要求高，需要定期定时对 MRI 模拟机进行质量控制和质量保证（表 1-18）。

表 1-18 MRI 模拟机的质量保证和质量控制指标

检测频度	检测项目	标准
每日检测	外激光准确度	±2mm
	操作台通话装置	正常使用
	UIM 上的紧急按钮	正常使用
	扫描床	正常使用
	线圈和连接器是否正常	正常使用
	患者呼叫装置	正常使用
每月检测	磁体运作	正常
	图像质量	AAPM TG118
	床面水平度	±1°
	几何形变	中心区域几何形变不超过 ±1mm

一、常规日检项

1. 液氦水平。现有高场 MRI 几乎都是超导线圈，必须由液氦保持线圈的超导状态；因此每天必须检查液氦运作和外水冷工作是否正常。液氦水平不能低于 35%，具体由各厂家根据自己标准而定。

2. 检查患者呼叫装置和通话系统是否正常。

3. 检查机器用户交换模块（UIM）控制面板上和操作台通话装置上的紧急按钮是否正常（图 1-32）。

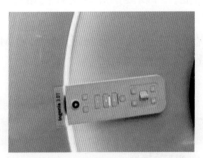

图 1-32　MRI 模拟机 UIM 控制面板

4. 查看线圈和连接口是否正常。

5. 检查定位激光。MRI 模拟机有两套激光系统。一套为 MRI 模拟机自带定位激光，称为内激光，用于确定扫描中心；另一套安装于机房内，称为外激光，用于患者摆位。检查内容包括：

（1）外激光的重合性检测（与 X 线模拟机类似）。

（2）外激光与内激光一致性检测。MRI 模拟机定位时无零层面设置，磁体中心层面由自带的激光系统确定。系统中可以设置外激光系统与内激光系统的相对距离位置，因此可以利用外激光系统确定中心层面。日检中，使用外置激光定位系统（ELPS）体膜进行外激光的验证。步骤如下：①根据底座上的气泡，调节水平（图 1-33）；②调整 ELPS 体膜的位置，使激光投影到体膜槽线上（图 1-34）；③把体膜送到扫描中心，关闭外激光，开始扫描；④扫描结果分析（图 1-35）。

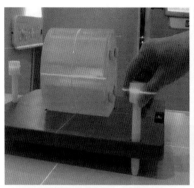 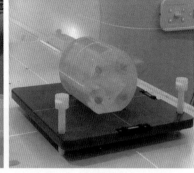

图 1-33　调整 ELPS 体膜水平　　　图 1-34　调整 ELPS 体膜位置

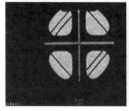 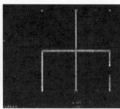 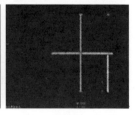

横断位　　　　　　　　矢状位　　　　　　　　冠状位

图 1-35　ELPS 体膜 MRI 断面图

判断外激光偏移值的方法：每个方位有数张图片，寻找能清晰显示十字标记的层面。当十字标记在奇数张清晰可见时，偏移值是中间层的读数；当十字标记在偶数张清晰可见时，偏移值是最中间两层的平均值。外激光的偏差必须在 2mm 范围内，所以要求偏移值读数在三个方向上不大于 2mm。

二、常规月检项

1. **图像质量检测** 检测项目包括：空间均匀性、空间线性、层厚分析、空间分辨率、信噪比。利用厂家提供的定期图像质量测试（periodic image quality test，PIQT）体膜，执行专用质检序列。图像质量指标遵循 AAPM 的 *Task Group 118 Report* 给出对诊断 MRI 图像质控的协议（protocol）。要求：信噪比 ≥ 90、均匀度 ≥ 75%、空间分辨率 ≥ 4.0Lp/cm、层厚偏差 ≤ ±15%、图像线性度 ≤ ±15%（图 1-36）。

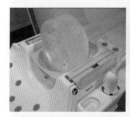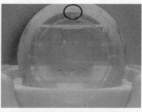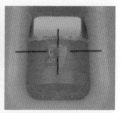

图 1-36 PIQT 体膜

2. **几何形变检测** 利用专用几何形变校正体膜（图 1-37），测试以磁场中心为圆心、直径为 40cm 的圆内，主磁场的均匀性和几何形变。步骤如下：①底座箭头指向机器，面向机器，体膜右侧脚放进床卡槽；②激光对准体膜上刻度线；③关闭外激光，开始进行扫描；④扫描过程中，床会自动步进到 −200，−130，−60，0，+60，+130，+200mm 七个位置进行扫描。

结果分析：扫描结束后，系统将会自动勾画失真等值轮廓线，分别为 1，2，3，5mm 的失真轮廓线，然后在模体图像中画一个垂直直径为 365mm、水平

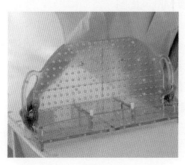

图 1-37 几何形变校正体膜

直径为 425mm 的椭圆，椭圆中心放置于最中间垂线上，且处于从底部向上第 4 个与第 5 个点中间（表 1-19）。

表 1-19 几何形变分析

位置 /mm	检查等值轮廓 /mm	椭圆尺寸 /mm	椭圆内点的数量
± 0	2	365 × 425	垂直方向上最多 11 个点，水平方向上最多 17 个点
± 60	2		
± 130	3		
± 200	5	190 × 190	垂直方向上最多 8 个点，水平方向上最多 7 个点

在任意层面中，如果完全处于椭圆内的点未落在指定的等值轮廓内，则几何形变测试未通过：即在 0，±60mm 层面内，椭圆在 2mm 轮廓线内；在 ±130mm 层面内，椭圆在 3mm 轮廓线内（图 1-38）。在 ±200mm 层面内，直径 190mm 的圆在 5mm 轮廓线内（图 1-39）。

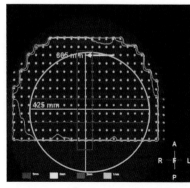
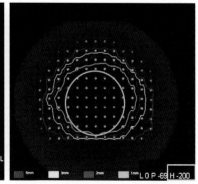

图 1-38 中心层面几何形变分析　图 1-39 边缘层面几何形变分析

第四节 **直线加速器的质量控制和质量保证**

　　直线加速器是放射治疗的主要设备，其结构复杂，精密度高且使用频率高，做好直线加速器的质量保证和质量控制工作是放射治疗能够精确、安全进行的关键。直线加速器在安装验收时，对其各性能指标都做了严格的测定，但随着时间的延长且使用频率高，这些性能指标有些发生了变化，需定期对加速器进行重新检验。其中直线加速器的机械精度影响着患者放射治疗时位置的准确性，而加速器的射线质量和束流控制则影响了患者所接受到的剂量分布的准确性。目前的直线加速器多采用等中心照射的设计原理，即准直器的旋转中心、臂架的旋转中心和治疗床的旋转中心相交于一点，这一中心点既是加速器机械的旋转等中心，也是灯光野和辐射野的旋转等中心。见表 1-20。

表 1-20　AAPM 建议的直线加速器的质量保证和质量控制指标

检测频度	检测项目	标准
每日检测	X 线、电子线的剂量稳定性	3%
	激光灯	± 2mm
	光矩尺	± 2mm
	门连锁	正常
	监控对讲系统	正常
每月检测	紧急开关	正常
	楔形板、电子限光筒连锁	正常
	臂架角度、准直器角度、床角度	± 1°
	十字线中心精度	直径 ± 2mm
	治疗床位置指示	± 2mm
	光野大小指示	± 2mm
	射野光野一致性	± 2mm

续表

检测频度	检测项目	标准
每年检测	准直器等中心旋转	直径 ±2mm
	臂架等中心旋转	直径 ±2mm
	床等中心旋转	直径 ±2mm
	准直器、臂架、床旋转中心偏差	直径 ±2mm
	辐射野和机械等中心一致性	直径 ±2mm
	床直线运动	±2mm

一、机械精度和旋转中心的检验

直线加速器的臂架、准直器以及治疗床的数值指示精度检验和 X 线模拟机类似，此处不做详细的介绍。

（一）准直器旋转等中心的检验

方法：将臂架转至实际角度 0°，安装已校正的嵌指针，并将嵌指针中心对准模体 Iso-Align 面板的十字中心。在转动准直器的情况下观察准直嵌指针中心是否偏离面板上的中心十字画线，并记录偏差。实例操作如图 1-40 及图 1-41 所示，误差表见表 1-21。

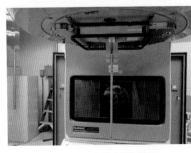

图 1-40 嵌指针安装图

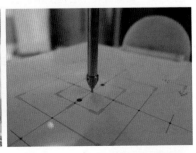

图 1-41 准直器旋转中心检测

表 1-21　准直器旋转中心半径误差表

单位：mm

项目	臂架	
	A/B	G/T
准直器角度 0°		
结果	标准：±2mm	是否合格：_____

（二）臂架旋转等中心的检验

方法：将臂架转至实际角度 0°，按照等距离 100cm 安装已校正的嵌指针，并将嵌指针中心对准在模体 Iso-Align 指针的中心。在转动臂架的情况下观察准直嵌指针中心是否偏离模体 Iso-Align 指针的中心，并记录偏差。实例操作如图 1-42 及图 1-43 所示，误差表见表 1-22。

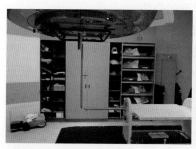　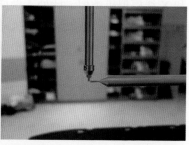

图 1-42　臂架旋转中心检测指针放　　图 1-43　嵌指针中心对应图
　　　　　置图

表 1-22　臂架旋转中心半径误差表

单位：mm

项目	臂架	
	A/B	U/D
臂架角度 0°		
结果	标准：±2mm	是否合格：_____

（三）治疗床旋转等中心的检验

方法：将臂架转至实际角度 0°，按照等距离 100cm 安装已校正的嵌指针，并将嵌指针中心对准在模体 Iso-Align 指针的中心。在转动治疗床的情况下观察准直嵌指针中心是否偏离模体 Iso-Align 指针的中心，并记录偏差。见表 1-23。

表 1-23　治疗床旋转中心半径误差表

单位：mm

项目	臂架	
	A/B	G/T
臂架角度 0°		
结果	标准：±2mm	是否合格：_____

二、灯光野等中心的检验

检验方法和 X 线模拟机类似，这里不再详细介绍。

三、射野旋转中心和光、射野重合性的检验

（一）准直器射野旋转中心的检验

方法：将臂架转至 0°，模体 Iso-Align 按照准直器灯光野十字叉丝投影摆好位后，调整光距尺，使面板准线中心处于源皮距 100cm 距离上，在模体 Iso-Align 面板中间装上慢感光胶片。将准直器的多叶光栅完全打开，其中一对铅门完全打开，一对铅门关闭（由于铅门的边沿凸形设计，出束时会有一条沿铅门边沿方向直线形状的辐射量），旋转至不同的角度并出束，观察慢感光胶片上直线形状的辐射野的交集中心，观察慢感光胶片射野中心的偏差和距离并记录。实例操作如图 1-44 及图 1-45 所示，误差表见表 1-24。

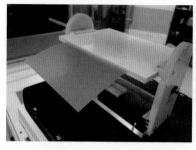
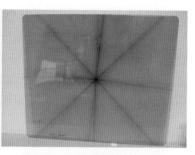

图 1-44　模体 Iso-Align 胶片安装图　　图 1-45　准直器射野中心检测

表 1-24　准直器射野旋转中心半径误差表

单位：mm

项目	臂架	
	A/B	G/T
臂架角度 0°		
结果	标准：±2mm	是否合格：_____

（二）臂架射野旋转中心的检验

方法：将准直器转至 0°，在模体 Iso-Align 面板中间装上慢感光胶片并如图 1-46 所示放置。将准直器全部打开，将 A/B 方向的一对铅门完全打开，G/T 方向一对铅门关闭，旋转臂架至不同的角度并出束，观察慢感光胶片上直线形状的辐射野的交集中心，观察慢感光胶片射野中心的偏差和距离并记录。实例操作如图 1-46 所示，误差表见表 1-25。

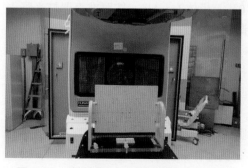

图 1-46　臂架射野中心检测模体 Iso-Align

表 1-25　臂架射野旋转中心半径误差表

单位：mm

项目	臂架	
	A/B	U/D
准直器角度 0°		
结果	标准：±2mm	是否合格：_____

（三）灯光野、辐射野重合性验证

方法：将臂架和准直器角度转至预设角度，模体 Iso-Align 按照准直器灯光野十字叉丝投影摆好位后，调整光距尺，使模体 Iso-Align 的面板中心处于源皮距 100cm 处。将射野大小设置为 15cm×15cm，观察投影与面板标准框架线是否重合。在模体 Iso-Align 面板中间装上慢感光胶片，或使用 EPID 进行出束成像，根据面板上金属小球观察射野影像与光野是否重合。实例操作如图 1-47 ~ 图 1-50 所示，误差表见表 1-26。

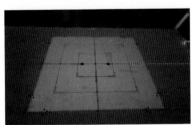

图 1-47　15cm×15cm 光野对准图

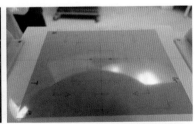

图 1-48　胶片对应光野图

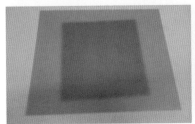

图 1-49　15cm×15cm 胶片成像图

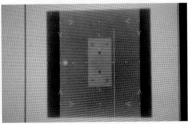

图 1-50　EPID 光野射野重合验证图

表 1-26　**灯光野、辐射野重合性误差表**

单位：mm

项目	X_1	X_2	Y_1	Y_2
臂架角度 0°				
结果	标准：±2mm		是否合格：_____	

四、机载锥形束 CT 的质量保证

图像引导放射治疗（IGRT）是目前精确放疗的关键技术之一，该技术通过机载锥形束 CT（CBCT）在治疗前、治疗中、治疗后采集患者的摆位影像，确定肿瘤靶区和周围危及器官在治疗体位时的空间位置，与计划影像进行信息匹配，确定摆位误差以及治疗过程中器官的移动状况，在线或离线修正摆位误差和器官移动误差，提高放射治疗的准确性。因此机载 CBCT 的质量保证就显得尤为重要。

（一）机载 CBCT 中心的验证

方法：利用承球模体来验证 CBCT 中心和加速器中心的一致性。承球模体由一根长塑料管和顶部直径为 8mm 的金属球组成，通过基座固定在治疗床上，基座上的游标卡尺可以进行 0.01mm 精度的调整。利用加速器的三维激光将承球模体的小球摆在激光的中心上，使用 EPID 对金属小球在臂架 0°、90°、180° 和 270° 的位置拍片，微调小球的位置使得小球中心处在机器 MV 辐射源中心上，利用 CBCT 对小球进行容积扫描，使用滤过器 F0，准直器 S20 进行 180° 扫描，重建影像后进行匹配并测量误差，三个方向上的误差均应小于 0.5mm。实例操作如图 1-51 ~ 图 1-53 所示，误差表见表 1-27。

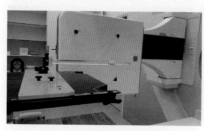

图 1-51　承球模体安装图

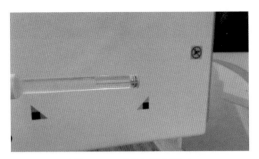

图 1-52　金属球示意图

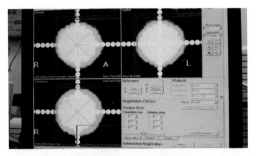

图 1-53　金属球匹配图

表 1-27　CBCT 中心和加速器中心的误差

单位：mm

项目	臂架		
	A/B	G/T	U/D
偏差			
结果	标准：± 0.5mm		是否合格：_____

（二）机载 CBCT 影像质量检测

利用模体 Catphan 504 进行检测，具体参照 CT 模拟定位机影像质量检测。

五、定位激光的检验

具体见 X 线模拟定位机相关内容。

六、剂量稳定性

1. X 线、电子线剂量稳定性检测　利用剂量测量仪来进行加速器每天晨检，检测 X 线、电子线各能量档的剂量稳定性。

方法：将臂架转至 0°，射野大小设置为 10cm×10cm，按照源皮距 100cm 对剂量测量仪进行摆位，跳数设置为 200MU，每天测量不同的能量挡的光子线和电子线，与标准值进行对比，误差应小于 3%。实例操作如图 1-54 所示。

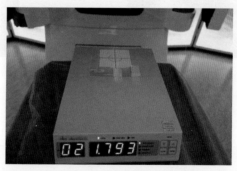

图 1-54　每天剂量晨检示意图

2. TOMO 的剂量检测　方法：将固体水模体按照绿色外激光摆位，调用剂量测量程序 DailyQA 出束 60s，读取剂量仪上的读数，观察与标准值的偏差，误差应小于 2%。实例操作如图 1-55 及图 1-56 所示。

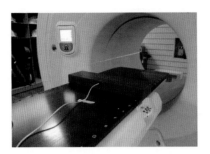

图 1-55　TOMO 每日剂量晨检示意图

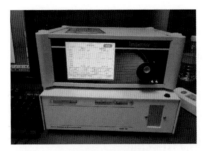

图 1-56　剂量仪

七、安全防护和系统功能检测

具体参见 X 线模拟机的质量控制和质量保证相关内容。

（许森奎　刘镖水　刘　慧　林承光）

鼻咽癌放射治疗技术操作规范

第一节 概述

鼻咽癌（nasopharyngeal carcinoma，NPC）是指原发于鼻咽黏膜上皮组织的恶性肿瘤，其病因目前尚未完全明确，流行病学调查提示主要与 EB 病毒感染、遗传因素和环境因素有关。

一、鼻咽的应用解剖

鼻咽部上起颅底，下至软腭平面，是鼻腔后部的直接延续，向前经鼻后孔通向鼻腔，咽顶呈拱状，称咽穹。鼻咽腔的后顶壁为鼻咽癌的好发部位（图 2-1）。

二、鼻咽癌的治疗方式

鼻咽癌的治疗应以个体化分层治疗为原则。早期患者以单纯放射治疗为主。中晚期患者采用放射治疗联合化学治疗。已有远处转移的患者应采用化学治疗为主的姑息放射治疗。

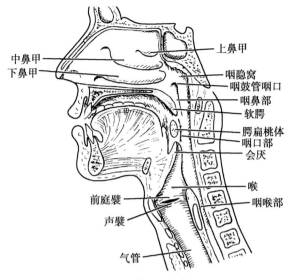

图 2-1　鼻咽部解剖图

 放疗前宣教

一、鼻咽癌放疗的不良反应

　　鼻咽癌的放射治疗会引起一系列全身或者局部的反应。根据反应出现时间的先后分为早期放疗反应和晚期放疗反应。

（一）早期放疗反应

　　早期放疗反应是治疗开始后 90d 内发生的急性反应。

　　1. 早期全身反应　鼻咽癌的放射治疗主要以局部反应为主，但由于部分脑干和大脑颞叶受到照射而引起自主神经功能紊乱，在放疗过程中，会表现为头晕、失眠、乏力、恶心呕吐、味觉异常等，反应程度因人而异。一般全身反应较为轻微，无须特殊处理，对个别反应较重者可对症处理。部分患者会出现白细胞降低，严重者须注射提升白细胞的药物。

2. 早期局部反应

（1）皮肤急性反应：在放射治疗中颈部皮肤会出现急性放射性皮炎。通常在接受放疗后 3～4 周内出现放射性干性皮炎，表现为皮肤红斑、瘙痒、灼热感、色素沉着、毛囊扩张、脱毛等。在接受放疗后 5～6 周有部分患者会出现湿性皮炎，表现为表皮起水疱、血清渗出、脱皮。少数患者在放疗后期会出现溃疡性皮炎，表现为皮肤溃破后合并感染形成溃疡达真皮层难愈合。为了减轻皮肤反应，可以遵医嘱涂抹放射治疗皮肤防护剂。对于皮肤瘙痒防止抓伤皮肤，可以双手戴薄棉手套睡觉。

（2）口腔、口咽黏膜急性反应：口腔黏膜的急性放射反应通常在放射治疗后 2～3 周出现，表现为口干、咽痛、干咳等。局部口咽、软腭及咽后壁黏膜充血、伪膜形成，严重时出现溃疡、出血及脓性分泌物。大剂量分割放疗或者同期放化疗患者，口腔毒副反应会更加严重，需进行局部或全身对症处理。

（3）腮腺急性反应：一般于放疗开始 1～3d 内发生。腮腺受照后局部充血、水肿、导管阻塞，出现腮腺区肿胀、疼痛、局部压痛甚至张口困难。一般无须特殊处理，继续放疗 3～4d 后可自行消除。严重合并感染且伴发烧，可给予抗感染治疗。

（二）晚期放疗反应

晚期反应一般在放射治疗开始后 90d 后发生。

1. 口腔干燥 口腔干燥为腮腺的放射性损伤，是常规放疗最常见的放疗晚期反应，多数损伤为不可逆，调强放疗出现后此症状有所改善。

2. 放射性中耳炎 放射导致咽鼓管机能障碍，造成中耳、内耳损伤而导致。临床表现为耳鸣，听力减退，严重者失聪。可使用有效药物和采取鼓室插管方法进行治疗。

3. 放射性下颌关节炎 主要为颞颌关节和咬肌受到高剂量照射造成损伤导致纤维化引起，临床表现为张口困难、张口疼痛、门齿距减少等。

4. 放射性颈部皮肤萎缩和肌肉纤维化 因放射引起毛细血

管的炎症反应致血管壁增厚或闭塞，局部皮肤血供不足及营养障碍，使皮肤表层变薄、萎缩、色素减退呈花斑样改变。皮下组织纤维化，严重者硬实如板。

5. 放射性龋齿　鼻咽癌放射治疗后唾液腺分泌量减少，质变黏稠，口腔酸度增加，便于细菌繁殖。加上射线对齿槽骨及供血血管的损伤可导致龋齿。临床上表现为牙质疏松、碎裂、变黑，导致牙根冠交界处断裂，形成全口腔牙齿尖利、参差不齐的黑色残根。

二、饮食指导

放疗期间以清淡饮食为主，注意补充高蛋白、高能量以及高纤维素食物，放疗中后期易引起咽喉疼痛、吞咽困难等症状，建议采用半流质或流质食物，少食多餐，评估日摄入量不足者，应适当静脉营养补充。喉咙疼痛严重的患者，可在临床医生指导下在进餐前喷麻药辅助进食。放疗期间应保持口腔清洁，避免细菌滋生，建议坚持使用漱口水，采用毛质较软的牙刷和含氟的牙膏进行清洁口腔。

三、注意事项及心理干预

鼻咽癌的放射治疗分次多，时间跨度长，患者对疾病的性质和治疗过程缺乏全面了解，容易出现焦虑、抑郁等负面情绪。放射治疗师应积极提供适当的心理支持和心理安抚，使患者及家属对鼻咽癌放疗相关知识有更好的了解，缓解紧张的情绪，从而提高患者的就医依从性。

心理干预要点：

1. 使用流程示意图和放疗时间表，简单向患者及家属介绍放疗流程。

2. 对患者的体位固定、模拟定位、治疗实施等环节进行视频教育，有条件的单位可以通过虚拟现实技术（VR）让患者亲身感受治疗过程的各个环节。讲解时应采用通俗易懂的语言，让患者更好的接受信息及消除恐惧心理。

3. 嘱咐患者在治疗期间应加强营养，并强调保持体重稳定的重要性。

4. 机房内应保持整洁、明亮，可通过播放轻柔的音乐缓解患者的紧张情绪。

5. 初次治疗前放射治疗师应与患者进行一次详细的谈话，内容主要包括：①用简单易懂的语言描述加速器的工作原理；②嘱患者出现身体不适时使用报警铃或肢体动作示意，提高患者安全感；③预约患者的治疗时间并说明放疗秩序的重要性；④出现放疗并发症（如口腔反应、皮肤反应等）的处理办法；⑤可能出现的意外情况（如机器故障、停电、坠床、呕吐等）及其应急处理。

6. 每次治疗前与患者进行交流，了解患者的病情变化。若患者出现负面情绪应及时给予心理支持。患者不愿意沟通时应使用肢体语言（如微笑、搀扶、轻拍患者背部）安抚患者。

7. 疗程结束时应指导患者康复知识并提醒定期复查。

 体位固定

鼻咽癌的放射治疗其体位固定主要有以下几种：头颈肩热塑膜＋传统标准头枕固定、头颈肩热塑膜＋水活化枕固定、头颈肩热塑膜＋传统靶型真空垫固定、头颈肩热塑膜＋发泡胶个体化适形固定，其中发泡胶固定适形度和精确度更为理想，真正做到高度个体化适形。另外也可以在以上固定方式基础上增加口腔支架咬合器，口腔支架的使用可以减轻口腔反应、保护味觉，且能减少头颈部的摆位误差，更好地控制下颌的仰度。传统的口腔支架有瓶塞、修剪后的口咽管等，目前个体化的口咬器装置有热塑型口咬器（图2-2）、牙模型口咬器（图2-3）、3D打印口咬器等。鼻咽癌体位固定方式的选择基本原则要兼顾舒适性、重复性、精确度以及成本支出。

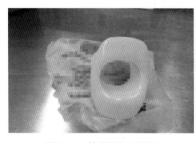 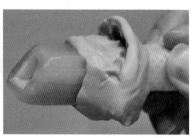

图 2-2　热塑型口咬器　　　　　图 2-3　牙模型口咬器

一、体位固定前准备

1. **头发**　剪除长发，建议尽量剪短，不能出现发辫等影响体位重复性的长发。

2. **衣着**　上身着单件低领口的棉质薄内衣（男士可裸露上身），充分暴露颈部及锁骨上下区域的皮肤，避免暴露女士的胸部隐私部位而引起患者情绪紧张。

3. **口腔处理**　去除金属牙冠，拔除龋齿残根、活动性的智齿等。

4. **装饰附件**　须摘掉耳环、项链、发夹和眼镜等。

5. **核对医嘱**　治疗师认真阅读定位申请单，确定医嘱并核对患者的身份信息，了解患者的身体情况。

二、体位固定实施

使用个体化适形垫或口腔支架的患者须在热塑膜制定前准备妥当。

体位固定流程：

（一）摆好头颈肩底板后将底板的正中标识线与纵轴激光线重合。

（二）面罩联合传统头枕固定方式

1. 选择与患者颈部生理曲度相似的头枕。

2. 由治疗师托住患者的颈部，协助其缓慢躺下。嘱患者双手放于体侧，掌心贴大腿两侧。

（三）面罩联合发泡胶垫固定方式

1. 放置固定板　碳纤维板的头部及背部位置都安装有定位泡沫垫的限位装置（图2-4）。

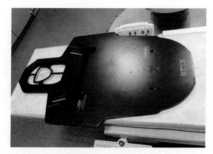

图2-4　碳纤维板

2. 在固定架上放置限位边框（图2-5）。

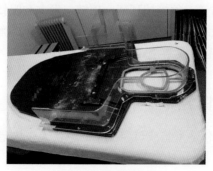

图2-5　限位边框

3. **在限位边框内放置固定塑料薄膜袋** 让泡沫材料有充足的膨胀空间，防止外溢（图 2-6）。

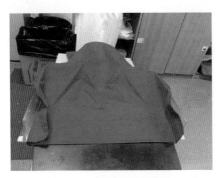

图 2-6 放置塑料薄膜袋

4. **固定泡沫头枕及泡沫垫** 泡沫头枕及泡沫垫用于垫高头部及背部，液态发泡胶成型后更加稳固（图 2-7）。

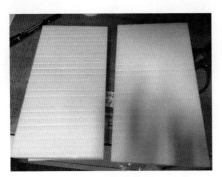

图 2-7 泡沫垫

5. **摆布体位** 调整患者体位，使其舒适、自然。肩部顶住固定框架，调整好位置后，嘱患者保持原来位置（图 2-8）。

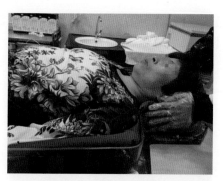

图 2-8 调整患者体位

6. **混合液体** 将 B 料匀速倒入 A 料中，密封后，均匀摇晃 10s，反应剂与催化剂的比例保持 1∶1（图 2-9）。

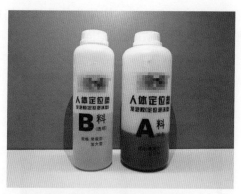

图 2-9 发泡胶混合液体

7. **混合物的投放** 将混合好的液体倒入薄膜袋中，并将发泡混合剂慢慢抹均匀（图 2-10）。

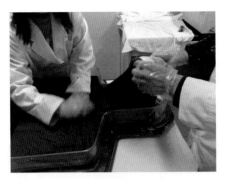

图 2-10　混合液体投放

8. 塑形　待发泡剂膨胀、塑形、固化，然后修整、切除周围多余的边角料，最后患者躺在成型的发泡胶垫上，再用头颈肩热塑膜进行综合固定（图 2-11）。

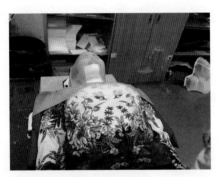

图 2-11　塑形

（四）口腔支架使用

如果需要使用口腔支架，制作热塑面罩时应先准备好并咬合在口中，同时训练患者正确使用口腔支架。

（五）热塑面罩制作

先利用激光灯将患者头部、颈部、胸部摆正，使身体正中线与纵向激光线重合，两侧外耳孔在同一水平面，下颌稍稍上仰

（注意下颌上仰过度小脑照射区域会增加），双肩放松，双臂自然下垂，掌面轻贴大腿两侧，尽量舒适接近自然状态。

1. 将低温热塑膜材料放置 70℃恒温水箱中静置 2～5min，待其完全透明软化后取出。也可采用低温加热烤箱代替水箱来软化热塑膜（图 2-12）。

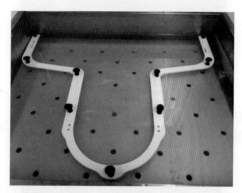

图 2-12　软化的热塑膜

2. 取出热塑膜后置放于工作台面的浴巾上，用毛巾轻轻擦拭表面，吸附热塑膜上的水分（图 2-13）。

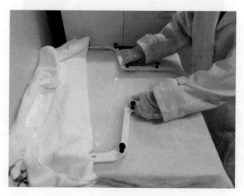

图 2-13　擦拭热塑膜表面水分

3. 提醒患者后，将软化的热塑膜覆盖在患者头面颈部相应的部位，至少由两名治疗师配合将热塑膜固定栓固定到体位固定架的底板上，在患者喉结至下颌处放置一定厚度的纱布，防止成形后此部位太紧（图 2-14）。

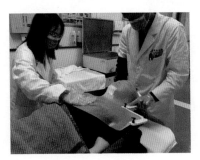

图 2-14 开始塑形

4. 在热塑膜冷却成形前，反复轻压患者眉弓、鼻梁、鼻翼、下颌和锁骨等轮廓明显部位的热塑膜，确保热塑膜的成形与患者体表轮廓一致，尽量避免体表与热塑膜间形成较大的空隙（图 2-15）。

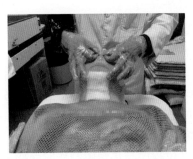

图 2-15 按压眉弓、鼻梁等位置

5. 让热塑膜冷却 15 ~ 20min，必要时可采用冷风机或湿冷毛巾加快冷却，待热塑膜完全硬化成型后释放固定卡扣，制作完成。

6. 用标记胶纸填写患者姓名、病历号、枕头型号和制作日期等信息，张贴在热塑膜和发泡胶固定垫指定位置（图2-16）。

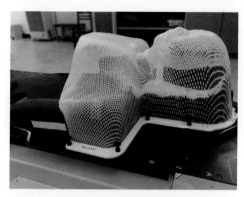

图 2-16　标记好患者信息

 第四节　**模拟定位**

一、CT 模拟定位

（一）CT 模拟定位前准备

1. 向患者介绍 CT 定位的目的和过程，以便患者更好地配合。

2. 核实是否签署 CT 增强扫描的知情同意书，向患者说明使用 CT 增强扫描对比剂的注意事项。

（二）CT 模拟的体位固定及摆位

体位固定与摆位程序与热塑膜制作时保持一致，在 CT 模拟机房定位床上制作热塑膜的，也应取下热塑膜重新摆位，这样能让后续治疗时的体位更好地与 CT 定位扫描时保持一致。

1. 将体位固定装置底板置于 CT 定位床板上，并用激光对齐方式把体位固定装置摆正（图2-17）。

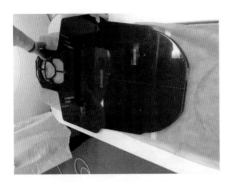

图 2-17　放置固定板

2. 将患者使用的枕头、水活化枕或发泡胶固定垫放在固定装置的相应部位，指导患者背向 CT 机架坐上定位床。患者双眼平视前方，治疗师扶住患者背部协助其慢慢向后躺下，仔细调整患者位置，使其与头枕或固定垫吻合（图 2-18）。

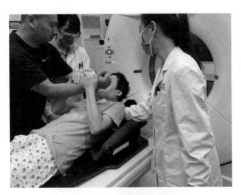

图 2-18　调整患者位置

3. 给患者戴上头颈肩热塑膜，嘱患者轻微移动下颌和颈部位置，调整热塑膜与患者轮廓使其贴合，检查患者头颈肩各部位外轮廓与热塑膜是否吻合，如完全贴合，由两名治疗师配合将固定膜的固定锁扣锁紧（图 2-19）。

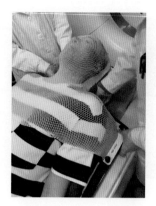

图 2-19　戴上热塑膜

4. 将 CT 外置激光系统复位置零，调整体位固定架使患者正中矢状线与纵轴激光线对齐。调整定位床的位置，使三个激光十字交叉点尽可能落在鼻咽靶区中心区域附近（图 2-20）。

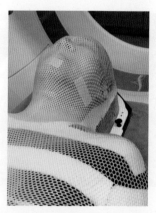

图 2-20　将十字激光调整在鼻咽靶区附近

5. 在三个十字交叉点区域贴上胶纸并画上十字标记线、放置金属小球作为标记点，并与激光线交叉点完全重合（图 2-21）。

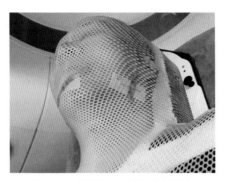

图 2-21 画好十字并贴上标记点

6. 向扫描孔径方向移动 CT 定位床让患者头顶距离内置激光扫描层面约 2cm，确认患者位置无误后，回到操作室。

（三）CT 模拟定位的扫描及图像传输

1. 在 CT 控制系统中输入患者信息，对患者进行建档。设定头颈部扫描程序，设置扫描体位（一般为仰卧位，头先进），获取患者扫描部位冠状面 CT 定位图像（至少包括头顶至锁骨下 5cm 区域）。再次通过冠状面定位图像确认患者位置是否有倾斜。

2. 根据医嘱在冠状面定位图像上设置扫描范围。确保扫描扩展视野（FOV）足够包括患者肩部最宽处，以保证患者轮廓的完整性（图 2-22）。

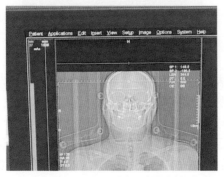

图 2-22 定位像上设置扫描范围

3. CT 的层厚和层距均设置为 3mm，并注意选择起始扫描层面与等中心标记层面的距离为 3mm 的倍数，以确保扫描层面刚好落在等中心标记点。

4. 扫描参数一般设置为管电流 200～250mA，管电压为 120kV/140kV，对于未成年人应酌情降低管电压到 60kV～120kV。

5. 鼻咽癌 CT 定位一般采用平扫加增强，先采集平扫图像，后采集增强扫描图像，平扫和增强都采用同一坐标系，扫描过程中严密观察患者情况。

6. 进行增强 CT 扫描前，需启动高压注射器，通过静脉针头注入 CT 扫描对比剂。成人注射速率为 2.0ml/s，儿童一般为 1ml/s；成人对比剂使用量为 100ml，儿童用量不超过 2ml/kg。鼻咽癌 CT 定位的扫描延迟一般为 38～45s，扫描过程中严密观察患者情况，扫描结束后，确认 CT 影像上三个金属标记位于同一层面，且两侧金属标记的连线平行于 CT 床面（图 2-23）。

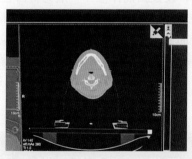

图 2-23　三个金属标记在同一层面

7. 扫描结束后应安置好患者，嘱其保管好固定装置并告知放疗期间需保持体表的标记线清晰。在候诊区休息观察 30min，确认没有造影剂的不良反应后方可让患者离开。

8. 扫描后的图像经系统自动重建后，检查图像是否符合要求，确认无误后按科室要求通过 DICOM 将图像资料传输到放疗网络服务器。

二、MRI 模拟定位

由于 MRI 能更好地显示软组织，有利于勾画靶区和危及器官，近年来鼻咽癌放疗的 MRI 模拟定位也越来越多，具体步骤如下。

（一）MRI 模拟定位前准备

1. 向患者介绍 MRI 定位的目的和过程，以便患者更好地配合。

2. 核实是否签署 MRI 增强扫描的知情同意书，向患者说明使用 MRI 增强扫描对比剂的注意事项和 MRI 扫描常见禁忌证。最后确定患者体表及体内无 MRI 不兼容的金属制品。

（二）MRI 模拟的摆位

摆位程序与在 CT 模拟机房摆位时一致。具体步骤是：

1. 向患者说明 MRI 模拟定位时的注意事项，如避免吞咽。

2. 在扫描软件中选择默认定位激光为外置激光，打开 MRI 外置激光系统，并将激光系统复位（图 2-24）。

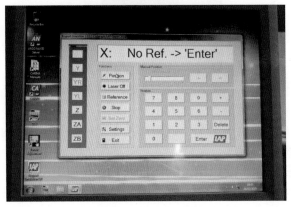

图 2-24 外置激光复位

3. 按照 CT 模拟定位时标记在热塑膜上的三个十字标记，利用外置激光定位系统为患者摆位，摆位方法与 CT 定位时一样。摆位结束后，放置 MRI 前部线圈，调整前部线圈放置的高度，使得线圈尽可能贴近人体，但又不会接触到人体轮廓。

4. 利用激光定位系统，将患者送入磁体中心。随后关闭高压注射器显示界面，使其处于息屏状态（图 2-25）。

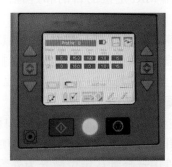

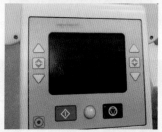

图 2-25　高压注射器息屏前后

5. 确认患者安全后，返回操作室，并关闭扫描间内的外置激光系统。

（三）MRI 模拟定位的扫描及图像传输

1. 在 MRI 控制系统中输入患者信息，对患者进行建档（图 2-26）。选择头颈部扫描卡片。获取患者扫描部位的定位像（冠状面、横断面、矢状面），一般将定位像 FOV 开到 MRI 机器允许的最大范围，方便后续定位。

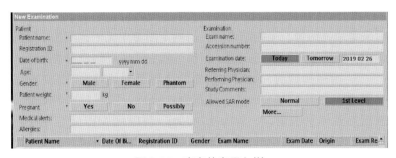

图 2-26 患者信息录入栏

2. 根据医嘱在三个断面的定位像上设置扫描范围，并把扫描框中心放置于三个断面上的人体几何中心位置。一般上界为头顶，下界到锁骨头下 2cm。

3. 设置 MRI 的扫描参数，一般常用扫描序列为 T_1、T_2、T_1增强及 T_1 压脂增强。所有序列的扫描层厚为 3mm，层间距为 0mm。随后在参数栏中确认扫描框在三个方向上无旋转，角度都为 0°。见图 2-27。

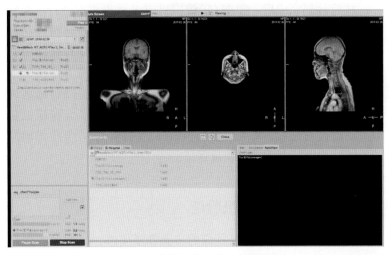

图 2-27 定位图像及常用扫描序列

4. 鼻咽癌 MRI 定位一般为平扫加增强，先采集平扫图像，后采集增强图像。平扫结束后，需确定图像中无干扰图像质量的伪影，随后才可行增强扫描。扫描过程中严密观察患者情况。

5. 增强扫描前，确定注射器的注射速率及对比剂的体积。一般成人注射率为 1.0ml/s，儿童为 0.6ml/s。注射对比剂的剂量根据患者体重决定，一般为 0.2ml/kg。鼻咽癌 MRI 定位增强扫描延迟时间一般为 1min。

6. 扫描结束后应安置好患者，嘱其将固定装置放置于保管处，并告知放疗期间需保持体表的标记线清晰。在候诊区休息观察 15～30min，确认没有对比剂的不良反应后方可让患者离开。

7. 扫描后的图像经系统自动重建后，检查图像是否符合要求，确认无误后按科室要求通过网络系统将 DICOM 图像资料传输到放疗网络服务器。

 第五节 体位验证

放疗计划完成后，须在 CT 模拟机或 X 线模拟机进行位置模拟验证，也称复位。复位的目的：第一，是通过坐标系统移动将 CT 定位等中心转换到治疗坐标等中心（因鼻咽癌定位靶区中心相对规范统一，一般建议将治疗计划等中心直接放置在定位等中心，以减少因坐标移动带来的位置误差）；第二，是将计划系统生成的正交数字重建图像（DRR）与对应条件下模拟定位机上获取的图像进行比对，评判位置的一致性。因此，放疗复位是确保放射治疗位置精度的重要质量保证。

一、二维模拟定位机验证

1. 向患者解释模拟机复位的步骤和重要性，以便患者更好地配合。

2. 按照 CT 模拟定位时的摆位要求，根据热塑膜上的三个十字标记，利用激光定位系统为患者摆位，摆位方法与 CT 定位时一样，确认机架旋转路径无障碍物，机架旋转不会与患者和定位床发生碰撞。

3. 离开定位机房，关上防护门，确保定位机房内只有患者本人，并核实定位床上患者的安全。

4. 在模拟定位工作站输入患者信息和模拟复位的机器参数，有条件的医院可以利用信息化手段通过网络直接调出复位计划，自动执行机器参数再进行核对确认即可。

5. 在机架 0° 时，执行正位复位各参数，进行曝光，获取正位 X 线影像，与工作站传输的正位 DRR 图像进行比对（图 2-28）。

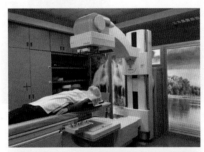
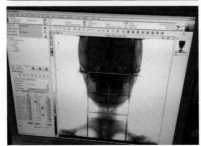

图 2-28 拍摄正位影像

6. 旋转机架至 90°，执行侧位复位各参数，进行曝光，获取侧位 X 线影像，与治疗计划工作站传输的侧位 DRR 图像进行比对（图 2-29）。

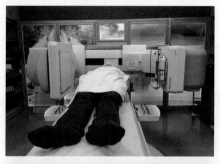

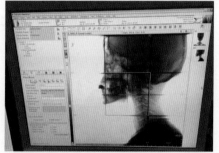

图 2-29　拍摄侧位影像

7. 通过正侧位图像观察等中心的一致性和射野内各部位骨性标志的重合性，由现场医师在线确认无误后将影像资料保存到服务器，也可由治疗师将复位图像传输至放疗信息系统由医师离线进行审核确认。

8. 对于计划等中心与定位等中心不一致的情况，须按定位等中心执行摆位后按复位参数移动治疗床，将治疗等中心对齐定位激光十字线，并获取影像确认位置正确后，在热塑膜上重新标注出治疗等中心的三个十字标记。

9. 在患者热塑膜上读取机架"0"位源皮距的大小并做好记录。

10. 按要求在纸质或信息系统中填写好复位记录。

二、CT 模拟定位机验证

CT 模拟机上复位，摆位及扫描方式与定位时一样，然后比对定位与复位的两次扫描相对应层面的 CT 图像是否一致。如果放疗计划等中心点坐标与定位的等中心坐标不同，则需要按参数来移动床位后再扫描，然后再比对相对应层面的 CT 图像是否一致。

由于鼻咽癌放疗固定效果比较好，特别是采用发泡胶个体化适形垫加头颈肩膜固定的精确度已经很高，在模拟复位过程中不符合要求的病例很少，所以对于患者多、机器紧张、人力不足的科室也可以直接到加速器上复位，采用 EPID 或者 CBCT 来实施治疗前的位置验证。

 第六节　放疗实施

治疗机上验证和治疗实施是放射治疗流程中最后的环节，也是放射治疗关乎成败的重要步骤，务必精益求精，严格按流程和规范执行，严格执行双人摆位、双人核对。

一、治疗前位置验证

目前临床使用的验证方式有慢感光胶片双曝光验证、EPID 验证、2D 正交兆伏级（MV）验证，2D 正交千伏级（kV）验证、CBCT 和 TOMO 治疗机兆伏级高能 X 线计算机体层摄影（MVCT）验证等，在此仅介绍较为常用的 EPID 验证、2D 正交兆伏级 / 千伏级验证和 CBCT 验证。

（一）EPID 验证

1. 按照 CT 模拟定位的摆位方式及摆位要求进行摆位。

2. EPID 验证采用双曝光法，一次照射需采用较大方形照射野获取患者照射部位邻近的解剖结构信息，再次曝光一般采用大小为10cm×10cm的射野来获取靶区附近兴趣区域的边界信息，与计划系统的DRR图像进行对比验证。

（二）2D正交兆伏级/千伏级验证（图2-30）

1. 按照CT模拟定位的摆位方式及摆位要求进行摆位。

2. 伸出影像探测板。

3. 确认安全，离开治疗机房。

4. 操作室获取正位和侧位兆伏级/千伏级图像。

5. 与DRR匹配（执行自动或手动配准，自动配准必须人工确认）。

6. 计算摆位误差。

7. 分析位置误差并查找原因，确保位置符合临床要求。

8. 收回影像探测板。

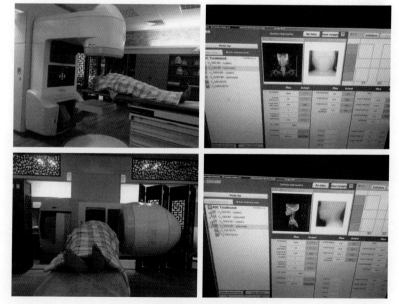

图2-30　拍摄兆伏级正侧位验证平片

（三）CBCT 验证

由于 2D 正交兆伏级验证存在图像分辨率低、使用的是二维图像的特点，无法满足高精确放疗的要求。同时随着加速器设备的发展，越来越多的加速器配备了 CBCT 系统，将治疗体位下获取的 CBCT 图像与计划 CT 参考图像进行在线配准，计算位置误差，确认治疗位置精度。具体步骤如下：

1. 在计划系统加入 CBCT 摆位野，同时生成和传输必要的感兴趣结构，用于配准效果评价。感兴趣结构主要有靶区、危及器官和重点关注的剂量线，一般包括靶区处方剂量线、晶体、脑干与脊髓的等重要器官耐受剂量线。

2. 选择头部 CBCT 扫描模式采集图像，使用中分辨率重建 CBCT 图像。

3. 配准 CBCT 图像与参考图像。配准框范围包括鼻咽部靶区所在的颅骨部分和颈椎部分。前界：鼻尖；后界：枕骨；上界：眉弓；下界：第五颈椎。配准方式以骨性配准或灰度配准。

4. 观察配准效果时不仅要看骨结构的对准情况，还须看处方剂量线覆盖 CBCT 图像上靶区范围的情况，也同时关注危及器官耐受剂量线与危及器官的相邻情况。

5. 按照配准误差参数通过移动治疗床来修正摆位误差，并用记号笔画好标记，作为以后的摆位标记。当任何一个轴向旋转误差大于 3° 时，须重新摆位，重新验证。考虑到鼻咽癌体位固定可靠、位置重复性较好，若在位置验证中发现 X、Y、Z 三个方向任一方向位置平移偏差大于 3mm 时，必须仔细查找原因，切忌随意移床修正误差进行治疗。

6. 首次治疗行配准时，需主管医生和计划设计的物理师在场，与治疗师共同判断配准是否准确。

7. 建议前 5 次放疗执行 CBCT 扫描，以后每周 1 次，如果为大分割放疗、误差过大等，则须每次执行 CBCT 扫描。由于鼻咽癌固定效果较好，条件不允许每次治疗都验证的单位首次验证后也可以一直执行治疗直到结束，中间若发现有异常再进行验证。

8. 整个放疗疗程中，医生须每周评估配准情况，既观察配准的准确性，也观察肿瘤变化的情况和靶区的适合程度，并作为再计划的重要参考。在患者的整个疗程中，治疗师若发现有体重变化明显或体表外轮廓变化较大等情况，须及时联系主管医师，以便及时妥善处置。

▎二、治疗实施

治疗师首次治疗时应仔细检查放疗计划，查看临床医生是否已经审核并批准放疗计划的实施。

1. 患者首次放疗报到时治疗师须认真核对患者信息及其放射治疗计划，摆位定位时须仔细核对治疗单，确认患者姓名、ID号、治疗计划、处方要求、体位固定和射野参数等是否正确，严格执行医嘱，发现疑问及时联系主管医师和物理师。

2. 首次治疗时需对患者进行宣教（见本章第二节）。可印制相关宣传资料或利用微信公众号推送等电子媒体进行宣教，以减少人工重复宣教，同时可确保宣教工作的标准化和规范化。

3. 治疗实施前根据热塑膜上的三个十字参考标记，利用激光定位系统按 CT 定位时的体位进行摆位和固定，确认热塑膜、固定垫或枕头是否属于患者本人，确认机架旋转路径无障碍物，机架旋转不会与患者、治疗床和其他物品发生碰撞。

4. 嘱咐患者手握紧急呼叫电铃，碰到紧急情况立即按下电铃以便及时通知治疗师。有条件的单位，对于有需要的患者可在机房安装远程心电监护系统，当患者出现心跳、呼吸异常时能及时报警。

5. 确认治疗室无异常后，离开机房，关上防护门，确保机房内只有患者本人，并核实治疗床上患者的安全。

6. 治疗实施前须再次核对患者信息，计划信息等，确认无误后方可开机实施治疗，治疗中须密切观察患者情况，如有异常及时停机并妥善转移患者。若病情危急，其中一位治疗师应马上通知医生、护士到现场抢救，另一位治疗师在机房安抚患者或做救护准备。

7. 治疗结束时，将治疗床降至最低位置，协助患者下床，特别是老年患者、儿童患者、体弱患者和行动不方便的患者应防止坠床。

8. 按要求认真填写或确认治疗记录。

（林承光　雷明军　傅万凯　杨思燕　周　锐　许森奎）

第三章

食管癌放射治疗技术操作规范

 概述

食管癌（esophageal carcinoma）是指从下咽部到食管 - 胃结合之间食管上皮来源的恶性肿瘤。食管癌是常见消化道肿瘤，全世界每年约有 30 万人死于食管癌。在我国，食管癌中 95% 以上是鳞状细胞癌，少数为腺癌。

一、食管癌应用解剖

食管是一个管状的肌性器官，它上端与咽部相接于环状软骨，通过膈肌后与胃的贲门部分相连接。成人食管全长约 25 ~ 40cm。

（一）颈段

自食管入口或环状软骨下缘起至胸骨柄上缘平面，前邻气管，两侧与颈血管鞘毗邻，后邻颈椎，内镜检查距上门齿 15 ~ 20cm（ < 20cm）。

（二）胸段

胸段分为上、中、下三段（图 3-1）。

1. **胸上段**　自胸骨柄上缘平面至奇静脉弓下缘水平，其前方由气管、主动脉弓及分支和大静脉包绕，后为胸椎。内镜检查距上门齿 20 ~ 25cm（ < 25cm）。

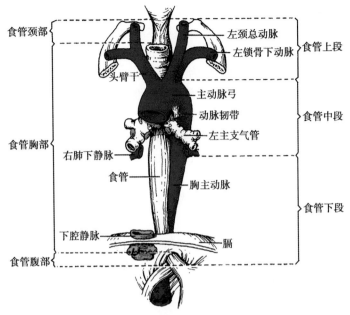

食管颈部 左颈总动脉
左锁骨下动脉 食管上段
头臂干
主动脉弓
动脉韧带 食管中段
食管胸部 左主支气管
右肺下静脉
食管 胸主动脉
食管下段
下腔静脉 膈
食管腹部

图 3-1 食管分段示意图

2. **胸中段** 自奇静脉弓下缘水平至下肺静脉水平，其前方是两个肺门之间结构，左邻胸降主动脉，右侧是胸膜，后为胸椎。内镜检查距上门齿 25～30cm（＜ 30cm）。

3. **胸下段及食管胃交界** 自下肺静脉水平至胃，由于这是食管的末节，故包括食管 - 胃交界。其前邻心包，后邻脊椎，左邻胸降主动脉，右侧是胸膜。该段食管穿越膈肌，在胸腔内走行距离长短不一，在某些情况下腹段食管可能消失，因此腹段食管包括在胸下段食管中。

▌ 二、食管癌的放射治疗

食管癌的治疗主要分为手术治疗、化学治疗和放射治疗。食管癌以鳞状细胞癌为主，对放射线较敏感，且放疗对机体影响较小，受各种因素的限制相对较少，故放射治疗是目前食管癌主要的、有效的、安全的手段之一。具体治疗方法选择原则为：①早期食管癌因内科疾病不能手术时，可常规行根治性放射治疗，Ⅲ期以上患者姑息性放射治疗为主；②颈段及上胸段食管癌，由于手术比较困难，且发生合并症的危险性大，5 年生存率较低，而放射治疗的效果与手术基本相同，故应首选放射治疗；③中段食管癌因手术和放射治疗的疗效接近，则应根据患者的具体情况选择手术或放射治疗；④下段食管癌由于易发生腹腔等处淋巴结转移，而且手术切除率较高，5 年生存率也高，应首选手术；⑤对中晚期患者单纯手术切除困难者可行术前放射治疗。

 ## 第二节　放疗前宣教

一、放疗注意事项

食管癌放射治疗可以取得很好的局部控制效果，根据临床分期不同，可以达到根治或延长生命、减轻痛苦、提高生活质量的目的。放疗也可以与手术、化疗相结合，作为综合治疗中的一部分。食管癌放疗过程中的注意事项如下。

（一）放疗前注意事项

1. 了解保护照射野部位皮肤的重要性与方法，主要包含：

（1）患者应当穿着柔软宽松舒适的衣物，颈部皮肤应尽量用柔软的丝巾保护。

（2）保持照射部位皮肤清洁干燥，避免溃疡感染。可以用棉纱巾和温水洗。切忌肥皂粗毛巾擦拭。

（3）局部避免冷热刺激、紫外线的直接照射，以免损伤皮肤。

（4）切忌用手直接接触或者剥去干燥脱落的痂皮，以免影响皮肤的愈合时间。

（5）放射治疗时保持照射部位皮肤的裸露，忌外物遮挡（有特殊要求的除外）。

2. 劝导患者忌烟忌酒、忌辛辣刺激、忌过热过硬的食物，避免刺激食管黏膜。

3. 进入放疗室不能携带金属物品，如手机、钥匙、手表等。

4. 按照放射治疗师预约的时间按时到治疗机房外等候。

5. 告知患者基本放疗信息（如总的治疗次数、每周治疗次数、体膜的放置位置等）。

6. 治疗前患者应适当休息，平静呼吸，治疗时患者呼吸幅度尽量与定位时保持一致，尽量不要有吞咽动作。

（二）放疗期间注意事项

1. 始终保持体表标记线清晰（照射野红色标记线＋体位平衡控制线），不清晰时及时找主管医生或者放射治疗师描画。

2. 放射治疗师摆好体位后，治疗过程中保持位置固定，不要移位。

3. 每次放射治疗前后半小时尽量不要进食，以免出现厌食症状。

4. 每次放射治疗后尽量静卧 30～60min，以减轻副作用。

5. 每日多饮水，总量约 2000～4000ml，以利于毒素的排出。

6. 养成良好的卫生习惯，勤洗手、勤漱口、勤换洗衣物等。学习一些基本医疗常识，提高自我抵御细菌、病毒的能力。

（三）放疗后注意事项

食管癌放射治疗后康复期注意事项主要包括身体恢复和精神恢复两个方面。

1. 身体恢复

（1）改变饮食习惯，饮食时要细嚼慢咽，不能狼吞虎咽。食物以流食或者半流食为主，忌辛辣、过热、过硬的食物，戒烟戒酒。

（2）注意饮食营养均衡，以清淡、维生素及蛋白质含量高的为主。

（3）适当运动，建议以慢跑健步走等有氧运动为主，切忌剧烈活动。

（4）放射治疗后 1~2 个月应保持照射区皮肤干燥、清洁，不要用力擦洗，穿宽松柔软的贴身衣物，以免对皮肤造成损伤，引发感染。

（5）定期复查，如果出现不适，及时就诊，尽早治疗。

2. 精神恢复

（1）保持心态平和，好心态是患者巩固放疗成果的延续。

（2）要精神饱满、情绪乐观，生活安排丰富多彩、振奋精神，用顽强的毅力去面对新的生活。

（3）要学会进行自我心理疏导。自我调节心理状态，学习一些卫生健康护理知识，学会安排患病后的生活。重新调整与家庭、朋友、同事的关系，保持豁达开朗的心境。培养广泛的兴趣与爱好，如看书、绘画、听音乐等。参加社会活动，主动寻求享受快乐的幸福生活，从而提高生活质量。

▎二、饮食指导

食管癌放疗极易引起咽喉疼痛、吞咽困难、食欲不振，有时恶心、呕吐等反应，因而要加强患者摄入的量与质，采取少食多餐，细嚼慢咽形式，每日供应 5~6 餐，进食易消化的高蛋白、高碳水化合物、高维生素类食物。因为受照射的食管比较脆弱，应避免机械和化学性刺激，避免饮酒、吸烟，避免过热、粗糙过硬、带刺、辛辣等刺激食物，部分患者为防止食物反流，每次进食不宜过饱，进食后取半卧位。必要时可采用半流质或流质，评估日摄入量不足者，应适当静脉补充。

每次进食完毕，口服温热（40℃）的 0.9% 氯化钠注射液 200ml 冲洗食管，减少食物滞留食管，减轻黏膜充血、水肿。积极预防上呼吸道感染，饭后漱口，必要时用复方氯己定漱口液漱口，用软毛牙刷刷牙，预防口腔溃疡、感染，避免细菌随吞咽动作下侵食管黏膜。

通过向患者及家属宣教，让他们知道加强营养对促进放疗损伤组织的修复、提高放疗效果、减轻毒副反应有重要的作用。通过与家属共同心理疏导，把焦虑、恐惧、失望等情感问题引起的食欲下降降至最低限度，让患者明白通过饮食自我护理，可减轻或避免因营养不良导致的放疗反应，保证放疗的连续性，从而达到理想的治疗效果和提高患者的生活质量。

▌ 三、放疗不良反应

食管癌放疗引起的正常组织损伤取决于放疗总剂量、单次剂量、分割之间的时间间隔和照射体积等因素。由于食管的走行和纵隔的解剖特点，食管癌放疗时不可避免地要照射正常食管、心脏、脊髓、肺、皮肤、大的血管等组织或器官，加之同期化疗的应用，加重了放疗的毒性反应。食管癌放疗中常见的不良反应包括：放射性食管炎、放射性食管狭窄、放射性肺炎、放射性皮肤损伤。严重的、较少见的不良反应有：放射性心肌损伤甚至心衰、脊髓炎等。

 ## 第三节 体位固定

颈段、胸上段食管癌体位固定，常用体位是：仰卧位，双肩自然下垂，双臂自然伸直紧贴于身体两侧，手心向内，双腿自然伸直。胸中下段食管癌体位固定常用体位是：仰卧位，双手抱肘或双手交叉置于额头，或是患者双上肢上举，手心朝上握住翼型板手柄。

固定装置制作前准备工作如下：

1. 进入模拟机房前，嘱患者换好拖鞋于候诊室安静等待。

2. 在制作固定装置前，技师须与患者交代清楚制作的目的和作用，介绍制作过程以及需要注意的事项。

3. 认真阅读体位固定申请单，核查患者的一般信息，以及体位固定要求。

4. 指引患者进入模拟机房时，核对患者的身份信息。

一、真空袋体位固定

（一）固定装置的制作流程

1. 制作体位固定装置

（1）将放气状态下的真空袋平铺于检查床中间靠近床头处。

（2）嘱患者于更衣间脱除衣帽、首饰以及假发等。

（3）指引患者坐在真空袋的末端，在放射治疗师的协助下平躺于真空袋上，头部枕于真空袋顶端处。

（4）让患者双上肢上举，两肘关节自然外展，十指交叉置于头顶。

（5）嘱患者放松，协助其调整好手臂、肩膀、头颈部的位置。

（6）推挤真空袋，使真空袋两侧包住患者身体，高度在腋中线以下接近腋后线位置。

（7）边抽真空边塑形真空袋，抽真空压力至 0.05MPa ~ 0.08MPa。

2. 制作后标注信息

（1）制作完成后再次核对患者信息。

（2）在白色胶布上标注信息，包括姓名、病区和制作日期等，张贴于真空袋上。

（二）负压真空袋的优缺点

负压真空袋是食管癌放疗患者最常用的体位固定方式。对于胸部肿瘤患者无束缚感，抽真空即可塑形，使得模体完全包裹身体的各个部位，操作简单。但负压真空袋易漏气变形导致体膜报废，要妥善保管。负压真空袋在固定体位时易受到四肢、胸部呼吸运动等不自主因素的影响，摆位时导致头脚方位的重复性降低。

二、翼形板联合真空袋固定

（一）翼型板联合真空袋体位固定法简介

应用放疗专用碳纤维翼型板（T型把手）、透明枕与体部真空袋组合固定患者放疗时体位，这种体位固定装置常用在中、下段食管癌放疗。双手上举可避免放疗时上肢受到照射。

（二）固定装置的制作标准流程

1. 制作体位固定装置

（1）翼型板平整摆放于检查床中间靠近床头处。

（2）选择适当头枕型号，如无其他摆位要求，一般默认为D枕（图3-2）。

（3）将放气状态下的真空袋平铺于翼型板手柄以下，头枕的上方（图3-3）。

（4）嘱患者于更衣间脱除衣帽、首饰、假发等。

（5）指引患者坐在真空袋的末端，在治疗师的协助下平躺于真空袋上，头部枕于头枕上的真空袋处。

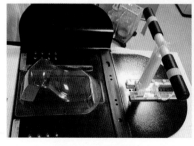 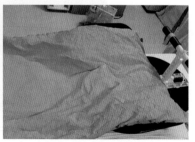

图 3-2 放置头枕　　　　图 3-3 平铺真空袋

（6）患者双上肢上举，手心朝上握住手柄，双手中指刚好握于手柄上的标记处（白色胶布）。

（7）将手柄调整到适当的位置，嘱患者放松，肘关节外展，协助其调整好手臂、肩膀、头颈部的位置。

（8）推挤真空袋，使真空袋两侧包住患者身体，高度在腋中线下接近腋后线位置。

（9）边抽真空边塑形真空袋，抽真空压力至 0.05MPa～0.08MPa。

2. 制作后标注信息

（1）制作完成后再次核对患者信息。

（2）在患者乳头与真空袋对应处画标记线，确保每次治疗保持同样的位置。

（3）在白色胶布上标注信息，包括有姓名、病区、头枕和手柄刻度（高度和位置）和制作日期，张贴于真空袋上（图 3-4）。

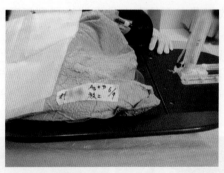

图 3-4　标注患者信息

三、头颈肩面罩体位固定

（一）头颈肩面罩体位固定法简介

头颈肩面罩体位固定法是使用放疗专用的 S 型头颈肩固定架（简称"S-OB 板"）、塑料头枕和 S 型头颈肩膜组合而成的限制肿瘤患者体位移动的固定装置，常用于颈段、胸上段食管癌放疗的体位固定。

（二）头颈肩面罩的制作流程

1. 制作过程

（1）摆放好 S-OB 板，即 S-OB 板中轴线与纵向激光线重合（图 3-5、图 3-6）。

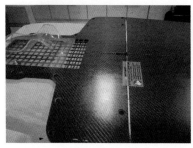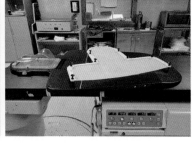

图 3-5 S-OB 板中轴线与纵向激光 线重合

图 3-6 正确摆放 S-OB 板

（2）指引患者脱去上衣、首饰、假发，嘱患者先坐在治疗床的 S-OB 板上，两边的技师双手扶着患者肩部和后脑部，协助患者慢慢躺下并选择合适枕头，患者双手放身体两侧，手心向内，嘱其双肩、胸部、腰部放松，紧贴床面。

（3）用激光线调整体位，使眉间、鼻尖、唇正中、胸骨切迹、肚脐落在纵向激光线上，并使两侧边激光线的交点落在两外眦或两外耳孔。

（4）将面罩浸泡在 70℃左右的热水中（图 3-7），直到软化、通透即可取出。用毛巾吸去面罩表面的水分，站在患者头顶方向，面罩中间对准患者头部中线，双手用力均匀在两侧向下拉伸至 S-OB 板，对准相应的窍孔固定（面罩下方根据申请单要求可到剑突下）。

（5）轻轻按压面罩，使其与患者的头部轮廓、胸廓相吻合，等待约 15min，直到面罩冷却成型，解下面罩并释放患者（图 3-8）。

（6）让患者重新躺下，试戴一次，检查面罩和患者是否适形。

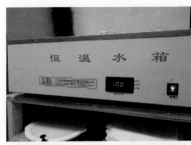

图 3-7　设置水温 70℃

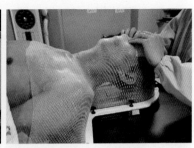

图 3-8　轻按面罩，使其与患者的头部轮廓、胸廓相吻合

2. 制作后标注信息

（1）制作完成后再次核对患者信息。

（2）制作完成后在白色胶布上标注信息，包括有姓名、头枕型号、病区和制作日期，粘贴于面罩上（图 3-9）。

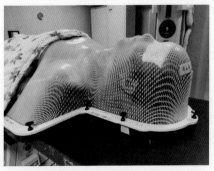

图 3-9　白色胶布标注信息

（三）头颈肩面罩固定的优缺点

头颈肩面罩常用于颈段、胸上段食管癌放疗的体位固定，可以减少头颈部的运动，有助于提高每次体位的重复性和一致性。

但是由于食管癌病灶位置，患者多伴随呼吸不畅的症状，有时可能会有使用鼻饲管等插管情况，头颈肩的固定及热塑网的覆盖形成压迫感加剧呼吸不畅，甚至可能导致窒息。

四、热塑体膜固定

（一）热塑体膜体位固定法简介

热塑体膜体位固定法是使用放疗专用一体化碳纤维板（AIO板）、低密度头枕和热塑体膜组合而成的限制肿瘤患者体位移动的固定装置，常用于中段、下段食管癌放疗的体位固定。

（二）热塑体膜的制作标准流程

1. 制作过程

（1）摆放好 AIO 板，即 AIO 板中轴线与纵向激光线重合。

（2）指引患者脱去上衣、首饰、假发，嘱患者先坐在治疗床的 S-OB 板上，两边的技师双手扶着患者肩部和后脑部，协助患者慢慢躺下并选择合适枕头，患者双手上举交叉抱肘置于头上，嘱其胸部、腰部放松，紧贴床面。

（3）用激光线调整体位，使眉间、鼻尖、唇正中、胸骨切迹、肚脐落在纵向激光线上，并使两侧水平激光线落在腋中线。

（4）将体膜浸泡在 70℃左右的热水中，直到软化、通透即可取出。用毛巾吸去面罩表面的水分，两位治疗师分别站在患者两侧，体膜中间对准患者中线，双手用力均匀在两侧向下拉伸至 AIO 板，对准相应的卡槽固定。

（5）轻轻用手指轻压患者胸骨、双腋窝、肋弓下缘、髂前上棘、肚脐等体表标志明显的部位，使其与患者的身体相吻合，直到体膜冷却成型（10~15min），解下体膜并释放患者。

（6）让患者重新躺下，试戴一次，检查体膜和患者是否适形。

2. 制作后标注信息

（1）制作完成后再次核对患者信息。

（2）制作完成后在白色胶布上标注信息，包括姓名、头枕型号、病区和制作日期，粘贴于体膜两侧。

（三）热塑体膜固定的优缺点

热塑体膜除适应中段、下段食管癌放疗的体位固定，在胸部肿瘤放疗固定中也有很好的固定效果，能有效控制呼吸幅度及上身不自主运动，排除外界干扰的因素。热塑网中间镂空部分对射线影响较小。

五、热塑体膜 + 真空袋 / 发泡胶固定

（一）热塑体膜 + 真空袋 / 发泡胶固定法简介

热塑体膜体位固定法是使用放疗专用一体化碳纤维板（简称AIO 板）、低密度头枕、真空袋（或发泡胶）和热塑体膜组合而成的限制肿瘤患者体位移动的固定装置，常用于中段、下段食管癌放疗的体位固定。由于真空袋在塑形过程中还不是十分理想，也存在漏气的危险。采用发泡胶代替真空袋，可根据患者体型进行个体化塑造，提高了固定精度，也方便治疗摆位。发泡胶材料名称为二苯甲烷 -4，4- 二异酸酯。

（二）热塑体膜 + 真空袋 / 发泡胶固定法制作流程

1. 热塑体膜 + 真空袋固定制作过程

（1）摆放好 AIO 板，即 AIO 板中轴线与纵向激光线重合。

（2）将放气状态下的真空袋平铺于 AIO 板上。

（3）指引患者脱去上衣、首饰、假发，嘱患者先坐在治疗床的真空袋上，两边的技师双手扶着患者肩部和后脑部，协助患者慢慢躺下并选择合适枕头，患者双手上举交叉置于头上，嘱其胸部、腰部放松，紧贴真空袋。

（4）用激光线调整体位，使眉间、鼻尖、唇正中、胸骨切迹、肚脐落在纵向激光线上，并使两侧水平激光线落在腋中线。

（5）推挤真空袋，使真空袋两侧包住患者身体，高度在腋中线以下接近腋后线位置，边抽真空边塑形，抽真空压力0.05MPa ~ 0.08MPa。

（6）将体膜浸泡在 70℃左右的热水中，直到软化、通透即可取出。用毛巾吸去面罩表面的水分，两位治疗师分别站在患者两侧，体膜中间对准患者中线，双手用力均匀在两侧向下拉伸至 AIO 板，对准相应的卡槽固定。

（7）轻轻按压用手指轻压患者胸骨、双腋窝、肋弓下缘、髂前上棘、肚脐等体表标志明显的部位，使其与患者的身体相吻合，直到体膜冷却成型（10～15min），解下体膜并释放患者。

（8）让患者重新躺下，试戴一次，检查体膜和患者是否适形。

2. 热塑体膜 + 发泡胶固定制作过程

（1）放置固定底板和固定框架：碳纤板底部安装有限位的"T"字条，自制的外框可有效限制发泡胶移动，更快、更好地塑形。

（2）放置聚乙烯塑料袋。

（3）指引患者脱去上衣、首饰、假发，嘱患者先坐在治疗床上，两边的技师双手扶着患者肩部和后脑部，协助患者慢慢躺下并调整体位，使其舒适、自然。

（4）用激光线调整体位，使眉间、鼻尖、唇正中、胸骨切迹、肚脐落在纵向激光线上，并使两侧水平激光线落在腋中线。

（5）混合液体，将 B 料均匀倒入 A 料中，密封后均匀摇晃10s，反应剂和催化剂的比例保持 1∶1。

（6）让患者坐起来后将混合好的液体倒入袋中，并将混合剂慢慢抹平，静置约 3min，待发泡胶充分发泡后嘱患者慢慢躺下，发泡胶会按照人体形状把间隙填充、成型。

（7）发泡胶成型、变硬后，用裁纸刀将周边多余的发泡胶切除，以便于下一步热塑体膜的塑形。

（8）将体膜浸泡在 70℃左右的热水中，直到软化、通透即可取出。用毛巾吸去面罩表面的水分，两位治疗师分别站在患者两侧，体膜中间对准患者中线，双手用力均匀在两侧向下拉伸至碳纤板，对准相应的卡槽固定。

（9）轻轻按压用手指轻压患者胸骨、双腋窝、肋弓下缘、髂前上棘、肚脐等体表标志明显的部位，使其与患者的身体相吻合，直到体膜冷却成型（10~15min），解下体膜并释放患者。

（10）让患者重新躺下，试戴一次，检查体膜和患者是否适形。

3. 制作后标注信息

（1）制作完成后再次核对患者信息。

（2）制作完成后在白色胶布上标注信息，包括有姓名、头枕型号、病区和制作日期，张贴于体膜和真空袋/发泡胶两侧。

（三）热塑体膜+真空袋/发泡胶固定的优点

适用于中、下段食管癌放疗的体位固定，在胸部肿瘤放疗固定中也有很好的固定效果，能有效控制呼吸幅度及上身不自主运动，排除了外界干扰的因素。热塑网中间镂空部分对射线吸收影响较小。

第四节　模拟定位

▎一、X 线模拟机定位

（一）X 线模拟机定位方法

1. 定位原则　食管癌的模拟机定位常采用等中心照射，患者仰卧（平躺）在模拟定位机床面上。也可取俯卧位，但体位的重复性较仰卧位要差。然后通过激光灯指示尽量使患者体位平直。体位固定用真空垫或固定器加体膜等方式固定。

2. 前后对穿野等中心定位　用于术前、术后放疗、单纯放疗或者姑息放疗患者。

（1）床角0°，机架角0°，患者身体中线与模拟机正中矢状激光线对齐，患者吞咽钡剂再口含钡剂，通过显示器透视观察显示的病变，调整模拟机床的纵向和横向位置，使射线束中心轴与肿瘤中心重合。

（2）旋转模拟机机架到90°或270°，调整模拟机床的高度，通过透视荧光屏，观察射线束再次与肿瘤中心重合，模拟机机架转回零度，用模拟机"#"字线确定照射野上下左右界，照射野一般在肿瘤上下各放3～4cm，野宽根据CT片或者X线平片一般为7～8cm，并在体表做标记，即前照射野，记录垂直源皮距、床高、射野大小、准直器角度、机架角度。根据源皮距和床高计算前野和后野的靶区中心的照射深度，此后模拟机的床左右不能移动，后野机架角度为180°。

3. 一前野、两后斜野等中心定位　可使治疗过程的体位获得较好的重复性，摆位简单方便。

（1）等中心的确定方法同前。

（2）机架向患者右侧旋转至310°，如果病灶中心有偏移，旋转过程中调整床高使"#"字形野中心点与病灶中心始终保持一致，旋转角度后不能平移床面，旋转准直器角度使射野避开脊髓，同时与患者食管走向尽量一致。斜野宽度通常为5～6cm，测量前斜野照射深度。

（3）机架角转至对穿野130°，旋转准直器角度与前斜野互为对称角度，使照射野避开脊髓，调整后斜野大小与前斜野大小尽量一致。

（4）机架0º位，再次观察照射范围，标注零位入射点并测量零位源皮距（或升床高度）；在患者真空垫或皮肤表面两侧标注水平激光摆位"十字点"。

（5）测量后斜野深度机架旋转至310°并标注治疗入射点，嘱咐患者坐起测量源至真空垫的距离，最后算出后斜野照射深度：$d_{后斜}$＝源垫距－源轴距（SAD）

（6）记录患者各照射野大小、机架角度、准直器角度及照射深度等治疗参数。

（二）X线模拟机定位的优缺点

X线模拟机的影像是二维的，不能清晰显示肿瘤与周边正常器官有无侵犯，不能显示是否有淋巴结转移，只依据食管钡剂影像以食管腔为照射野中心进行大概确定，盲目性较大。

二、CT 模拟机定位

CT 模拟机定位的流程包括体位确定和固定、建立原始坐标系、图像采集、重建和传输等步骤。

（一）定位前准备

1. **穿戴准备**　定位前取下随身佩戴的金属物品（项链、耳环、假牙、皮带等），穿易脱的纯棉开衫衣服。

2. **增强注射准备**　询问当日有无口服钡剂等造影剂，有无鱼虾等含碘食物过敏史，有无药物过敏史。评估心、肝、肾功能，有无糖尿病和是否服用二甲双胍，签署碘造影剂增强注射同意书。嘱患者定位前多喝水，减少过敏症状。

3. **定位过程中注意事项**　嘱患者定位时放松心态、放松身体、保持舒适自然的体态，交代患者勿咳嗽、不说话、不移动身体。

（二）激光灯设置

在 LAP 激光灯电脑屏幕上设置激光灯位置坐标位于 0 点。

（三）定位

1. 按照体位固定时的体位摆位。

2. 移动 CT 扫描床，将 X、Y、Z 三条激光线十字交叉置于病变范围附近平坦处，两侧激光灯交叉点多放置于腋中线处，将三个激光灯十字交叉点在模具或皮肤上描画出来（一般 0 位参考点颈段食管癌选择在下颌水平或两肩上缘水平，中下段食管癌选择在乳头下较平坦水平），在其中心点贴直径约 1mm 的标记铅点。

3. CT 扫描

（1）注射造影剂置管时，要选择弹性好、较粗直的血管，避开中心静脉，保证静脉置管的通畅和安全。

（2）扫描层厚一般为 5mm，扫描范围颈段食管癌为颅底至剑突，中下段食管癌为下颌至肝门区。扫描参数：120kV，自动mAs。

（3）增强扫描采用高压静脉注射非离子型水溶性有机碘对比剂（碘海醇、碘佛醇、欧苏派克等）80~100ml，速度为2~3ml/s。

（4）扫描数据经重建后通过网络传输至相应的 TPS 工作站。

（5）定位结束后，嘱患者在休息区观察半小时，如无不适症状可拔出留置针。嘱患者 24h 内多饮水，加速造影剂的排出。

（6）定位扫描结束，体膜固定者取下固定体膜，用记号笔按照三条激光线在患者体表描画标记线，并标注体架相应刻度数，嘱患者保留标记线到治疗结束。通过网络信息系统直接传送所有 CT 图像到治疗计划工作站。

CT 模拟定位是食管癌常用的定位方法，但 CT 扫描时由于呼吸运动、心脏搏动、消化道蠕动等，形成伪迹而影响观察；对于较小的病灶，存在部分容积效应，容易漏诊。CT 模拟定位在确定病灶长度时不如常规模拟定位。

▌三、MRI 放疗精确定位

食管癌 MRI/CT 融合模拟定位方法：

1. 体位固定　患者采用仰卧位，双臂上举抱头，使用放射治疗定位床板和胸部热塑膜对患者进行体部固定。

2. 影像采集　首先行大孔径螺旋 CT 增强扫描，使用三维激光灯标记体表十字线，用小钢珠做摆位标记。

3. 影像融合　由于 T_2WI 与 DWI 影像为同机扫描具有同一空间坐标，将 CT 与 MRI 获取的图像序列，在配准融合软件自动融合功能中自动建立影像配准融合关系；使用图像融合模块，只需进行 T_2WI 与 CT 影像的配准融合，则可以建立 CT 与 DWI 影像的配准融合关系。

四、正电子发射计算机体层显像仪模拟定位

食管癌明确诊断时，正电子发射计算机体层显像仪（positron emission tomography and computed tomography，PET-CT）对于食管癌诊断灵敏性高于 CT，PET-CT 除可以确定原发病灶定位外，用于诊断和评价食管癌的分期和预后，对局部淋巴结转移诊断的敏感度、特异性、准确率分别为 77.8%、92.9%、84.4%。其最大的优点是探测和准确寻找远处转移灶，发现淋巴结转移。在准确鉴别手术瘢痕或肿瘤复发方面有很大的价值（图 3-10）。

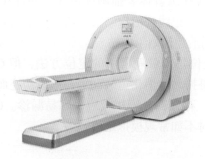

图 3-10   PET-CT 机

第五节 **体位验证**

一、二维模拟定位机验证

二维模拟定位机与放射治疗机具有完全相同机械、几何等参数，并可以实现透视、拍片等功能，它主要由 X 射线发生装置、成像系统和其他辅助装置三大部分构成。可以用二维模拟定位机进行治疗坐标的确认并进行标记（图 3-11、图 3-12），具体流程如下：

1. 在 X 线模拟机控制电脑上打开患者的放疗计划，核对患

者的身份信息，请患者进入治疗室。

2. 核对患者 CT 模拟定位时所采用的固定装置、体位和模具，将所用固定装置和模具准备好，嘱患者脱去衣物，按 CT 模拟定位时的体位躺在固定装置上。

3. 移动治疗床，使定位室内 X 方向激光灯（左右方向）与 CT 模拟定位时在固定装置上标记的刻度线重合；调整患者位置，使 X、Y、Z 方向激光灯分别与患者身上的标记线重合；将模具扣在患者身上并固定好。

4. 移动治疗床，使定位室内激光线与患者模具（真空垫或热塑膜）上基准十字线（坐标原点）重合；按照放疗计划单上的移床值移动治疗床到达治疗坐标位置。除患者外所有人离开治疗室并关闭防护门。

5. 回到操作间，调出患者定位 CT 数字化重建正侧位片（DRR 片）。模拟机机架分别位于 0° 和 90°，拍摄正侧位 X 线平片，并分别与 DRR 正侧位片进行匹配。分别测量十字线中心与骨性标志（如肋骨边缘、胸骨边缘）的距离，确定患者摆位误差。

6. 若摆位误差在允许范围内（< 5mm），进入治疗室，在定位模具上贴上胶带，沿激光线画上十字线，即治疗坐标标记。若摆位误差超出允许范围，重复上述 3 ~ 5 步骤，直到摆位误差在允许范围内，按前述贴好胶带并画好十字线。

7. 完成所有工作后，移除固定模具，并协助患者下床，请患者离开治疗室。

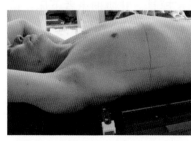 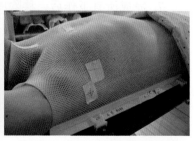

图 3-11　激光线与皮肤标记线对齐　图 3-12　激光线与膜坐标线对齐

二、CT 模拟定位机验证

1. 在 CT 模拟定位机控制电脑上打开患者的放疗计划，核对患者的身份信息无误，请患者进入治疗室，如上所述对患者摆位。

2. 移动治疗床，使定位室内 X 方向激光灯（左右方向）与 CT 模拟定位时在固定装置上标记的刻度线重合；调整患者位置，使 X、Y、Z 方向激光灯分别与患者身上的标记线重合；将模具扣在患者身上并固定好。

3. 移动治疗床，使定位室内激光线与患者模具（真空垫或热塑膜）上基准十字线（坐标原点）重合。

4. 在可移动激光定位系统电脑上调出该患者治疗坐标信息，激光灯自动移动到治疗位置坐标。移动治疗床到治疗位置。除患者外所有人离开治疗室并关闭防护门。

5. 在操作室，以肿瘤靶区（planning target volume，PTV）为中心进行 CT 断层扫描并重建为 DRR 片，与患者定位 CT 重建正侧 DRR 片比对。确定患者摆位误差。

6. 若摆位误差在允许范围内（< 5mm），进入治疗室，在定位模具上贴上胶带，沿激光线画上十字线，即治疗坐标标记。若摆位误差超出允许范围，重复上述 3 ~ 5 步骤，直到摆位误差在允许范围内，按前述贴好胶带并画好十字线。若摆位误差较大，超出允许范围，则需要查找原因解决。

7. 完成所有工作后，移除固定模具，并协助患者下床，请患者离开治疗室。

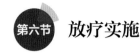

放疗实施

一、"三查五对"

拿到放疗患者治疗单时要做"三查五对"工作。

（一）"三查"

1. 查看机器类型、射线性质、治疗方式。
2. 查看治疗单内容是否清楚、各级各类人员是否签字完整。
3. 查患者体表标记线或照射野数是否清楚。

（二）"五对"

1. 核对患者姓名与病案（放疗）号。
2. 核对患者年龄与性别。
3. 核对患者疾病诊断及医嘱。
4. 核对患者照射中心及单次照射剂量。
5. 核对患者治疗次数及累计剂量。

完成"三查五对"工作后，将放射治疗单内容与治疗计划进行核对，发现异常及时联系主管医生与物理师，如遇特殊体位或固定辅助装置，需主管医生参与共同摆位。治疗单需注明患者电话及住址，方便联系。确认以上各项正确无误后实施放射治疗师签名制度。

二、患者沟通

1. 对于首次放疗患者，接诊治疗师须向其描述设备治疗时大致运行情况，包括照射野数目、每个照射野的方向、如何实现不同射野之间切换、治疗的持续时间和其他可能发生并影响患者情绪的事情。

2. 叮嘱患者牢记固定体膜在室内放置地点，告知室内监控器和对讲机位置，治疗中如遇不适随时动作示意或对讲交流。

3. 治疗床上嘱其放松、平静呼吸、无须紧张、不能随意移动，保持治疗姿势和定位时的统一。治疗前后治疗师未降床前不能自行上下。

4. 保持皮肤上对位标记线和体膜上下界线的清晰，不能擦洗或自行描画。

5. 按照治疗师告知时间准时到达候诊室，并在治疗室外耐心等待叫号，有特殊情况须提前告知放射治疗师。

三、摆位操作

1. 患者换拖鞋或穿鞋套进入治疗室，要求两位治疗师共同参与摆位，进出机房时应遵循"一人在前、一人在后，患者、家属及进修实习学生在中间"原则，确保患者安全。

2. 转动加速器机架，保持治疗床与机架间安全距离。将治疗床面降至方便患者上下的最低位置。

3. 找到患者热塑体膜或负压真空垫，将固定装置放置在治疗床适当位置，并嘱患者将衣裤脱至与制作模具时保持一致（首饰和假发等同样）。

4. 先确认患者体膜或负压真空垫注明的信息是否正确，注意患者皮肤上各种标记线的清晰和有无其他辅助固定装置，避免遗漏。

5. 正确使用体膜固定板装置，激光灯核准患者两侧皮肤与固定板对位刻度线一致后再使用固定体膜，移动治疗床使激光灯定位线对准体膜上标记的红色治疗十字线并完全重合，两名治疗师站在治疗床两侧共同确认对位是否正确。

6. 摆位过程中应与患者进行简单的交流，使患者身体放松、情绪稳定、积极配合摆位，摆位完成后，嘱咐患者保持身体不动。

7. 两位治疗师再次共同确认固定装置及辅助治疗装置使用正确、摆位准确。普放时检查机架、准直器角度、治疗床等参数是否相符，与治疗单有无出入。

8. 如遇治疗床面辅助固定装置位置偏中心或床转角度，需室内操作机架模拟旋转治疗角度，观察有无机架、床或患者发生碰撞危险。实际治疗中须通过监控观察患者和机器情况。

9. 摆位过程中注意观察固定患者的真空垫有无变软、变形或热塑体膜与患者身体间隙是否过松或体膜过紧，如有异常考虑负压真空垫漏气或患者体重变化过大，应停止治疗并及时告知主管医生。

10. 摆位完成后，让患者家属及学生先退出治疗室，放射治疗师走在最后，确保治疗室内无非治疗人员后关闭防护门。

四、验证配准

（一）EPID 二维图像验证

EPID 主要通过加速器产生的兆伏级 X 射线来获得射野图像进行验证。是大多数基层医院进行质量控制的主要手段。具体操作步骤如下：

1. 摆位前与患者进行沟通，让患者了解使用 EPID 进行位置验证的重要性。

2. 如上所述对患者按照 CT 定位时的体位进行摆位，移动治疗床使治疗室内 X 方向激光灯（左右方向）与固定装置上标记的刻度线重合；调整患者位置，使 X、Y、Z 方向激光灯分别与患者身上标记线重合；将模具扣在患者身上并固定好。

3. 移动治疗床使激光线与固定模具上的黑色十字线（治疗坐标标记线）重合，除患者外所有人离开治疗室并关闭防护门。

4. 回到操作间后，打开 EPID 板，机架位于 0° 和 90°，分别拍摄 MV 正侧位验证片并与定位 CT 数字化重建正侧位片（DRR 片）进行匹配。

5. 手动调整窗宽窗位，获取最佳的图像效果。在 0° 图像上以脊柱、肋骨外沿为基准，进行左右方向调整；以肋骨为基准，进行头脚方向调整；在 90°图像上以胸骨外沿、脊柱为基准，进行垂直方向调整。确定患者摆位误差。

6. 如各方向误差 < 5mm，则摆位通过，实施治疗。如误差 ≥ 5mm，重新摆位，再次拍摄验证片。如三次以上误差仍大于许可范围，则需要查找原因，进行解决。

（二）CBCT 三维图像验证

千伏级 CBCT 均安装于加速器机架上，与治疗射线束垂直并共等中心，由 X 线球管和对侧的非晶硅探测板组成。通过加速器机架旋转带动 X 线球管旋转，并获取一定的 2D 投影图像，然后进行 3D 图像重建。千伏级 CBCT 图像因其软组织分辨率高、空间分辨率高、获取时间快速、配准方便、额外辐射剂量低等优点，已经成为目前影像引导放射治疗的主要方式（图 3-13）。

兆伏级 CT（如螺旋断层设备）是采用与诊断 CT 一样的滑环技术，将加速器机头和探测器阵列相对安装于滑环上，CT 扫描采用 3.5MV 射线，进行扇形束扫描。

具体操作步骤如下：

1. 如上所述对患者进行摆位。

2. 移动治疗床使激光线与固定模具上的黑色十字线（治疗坐标标记线）重合，除患者外所有人离开治疗室并关闭防护门。

3. 打开 CBCT 野行 CBCT 扫描，或以 PTV 为中心，进行 CT 断层扫描，并与定位 CT 图像进行匹配。

4. CBCT 配准框范围包括靶区及周边重要器官，例如肺、心脏、脊髓等。CBCT 配准方式：因食管是空腔脏器，随呼吸及吞咽动作会产生运动，食管癌的配准常选用骨性配准；一般选择自动配准，配准效果不满意时可以进行手动调整。

5. 若摆位误差在允许范围内（平移误差 < 5mm，旋转误差 < 2°），核对患者的治疗计划无误后，对患者进行治疗。若摆位误差超出允许范围，重复上述 3~5 步骤，直到摆位误差在允许范围内，才能对患者进行治疗。

6. 每次记录摆位误差数据，评估该体位固定装置的摆位效果、重复性和稳定性，若多次摆位的误差均超出允许范围，应查找原因并予以处理，必要时应重新进行复位。

食管癌放疗一般采用常规分割方式，位置验证频率一般推荐为开始治疗后的前五次，和之后每周一次的影像引导方式，这样既保证了治疗过程中位置的准确性，又避免了接受高剂量辐射带来的风险。

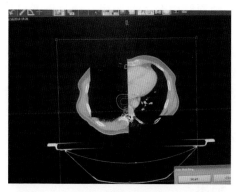

图 3-13　CBCT 图像与计划 CT 图像配准

需要注意的是，在患者整个放疗过程中，治疗师如发现患者肿瘤体积或体重变化明显、水肿消退过快、体表外轮廓改变、器官形态发生改变等情况而影响图像配准和治疗时，应及时与主管医师联系沟通，进而采取应对措施。

五、治疗实施

1. 一位治疗师按照治疗单信息输入该患者全部射野参数和指令，经另一位核对无误后按键执行。

2. 治疗中保持有一名治疗师全程观察监视器内患者举动，确保机架在转动过程中不能与患者或治疗床发生碰撞，如遇患者呼吸困难、咳嗽严重等异常举动应立即终止治疗，将患者安全移出治疗室并与主管医生联系、记录有关参数备查。

3. 如遇治疗中机器故障中断治疗，立即启动应急预案，将患者安全带离治疗室，记录数据并上报相关负责人和维修工程师。对当日未治疗的患者及时做出通告。

附：食管癌的近距离放疗（腔内后装放疗方式）

多用于外照射无法进行的局部补充剂量，达到提高局部控制率和生存率的目的。

1. 主管医师胃管内套入假源辫，通过患者口咽或鼻咽进入食管内。

2. 治疗师模拟定位机下确认假源辫投影在病灶位置后口鼻部粘贴胶布固定住胃管位置。

3. 医师与物理师讨论和制订后装治疗计划，确认后打印治疗单。

4. 进入后装治疗室按计划治疗。

六、治疗结束

治疗实施全部结束后，治疗师做好当天当次治疗记录，进室内调整机架，治疗床降至最低，让患者下床穿好衣服，协助患者安全离开治疗室，并准备下一位患者摆位程序。

（丁生苟　王　祥　张　龙　李　波　陈　鑑　郭跃信）

推荐阅读资料

[1] 蔡育欣.食管癌放射治疗 CT 模拟和常规模拟定位的对比.医药前沿,2014(25):95.

[2] 陈志坚,陈创珍,李东生,等.食管癌放射治疗 CT 模拟和常规模拟定位的对比.中华放射肿瘤学杂志,2001,10(2):85-87.

[3] 傅剑华,戎铁华,李小东,等.术前放化疗并手术治疗局部晚期食

管癌Ⅱ期临床试验. 癌症, 2004, 23(11s): 1473-1476.

[4] 韩雪. 用头颈肩膜对接受放射治疗的上段食管癌患者进行体位固定对其摆位误差的影响. 当代医药论丛, 2018, 16(2): 72-73.

[5] 刘培, 朱建国, 王云刚, 等. 胸中上段食管癌锥形束CT两处参考点标记位置摆位误差研究. 中华肿瘤防治杂志, 2017, 24(7): 464-467.

[6] 刘强, 阳覃竹, 冉付荣, 等. 颈胸上段食管癌两种固定方式放疗摆位误差的对比研究. 检验医学与临床, 2016, 13(7): 881-882.

[7] 秦伟, 陈飞, 陈成, 等. 应用锥形束CT验证食管癌患者放射治疗时的摆位误差. 现代医学, 2014, 42(9): 980-982.

[8] 吴建亭, 赵永亮, 金建华, 等. 四种不同配准方式对食管癌IGRT摆位误差的影响. 现代肿瘤医学, 2016, 24(21): 3463-3465.

[9] 杨弘, 傅剑华, 胡玮, 等. 术前放化疗并手术治疗局部晚期食管癌. 中华医学杂志, 2008, 88(45): 3182-3185.

[10] 殷蔚伯, 余子豪, 徐国镇, 等. 肿瘤放射治疗学. 4版. 北京: 中国协和医科大学出版社, 2008: 546-577.

[11] 张伟亮. 食管癌患者体重减轻对放疗摆位精度的影响分析. 中国医疗器械信息, 2016, 22(14): 39-40.

[12] GASPAR L E, QIAN C, KOCHA W I, et al. A phase I study of external beam radiation, brachytherapy and concurrent chemotherapy in localized cancer of the esophagus(RTOG92-07): preliminary tocicity report. Int J Radiat Oncol Biol Phys, 1997, 37(3): 593-599.

[13] HANS U Z, JOACHIM M M, CHRISTOPH A J, et al. Adjuvant postoperative radiation therapy after curative resection of squamous cell carcinoma of the thoracic esophagus: a prospective randomized study. World J Surg, 1995, 19(3): 444-449.

[14] HIROYUKI K, YASUMAS N, ATSUSHI O, et al. Guidelines for diagnosis and treatment of cancinoma of the Esophagus. Esophagus, 2008, 5(3): 117-132.

[15] NCCN clinical practice guidelines in oncology (NCCN Guidelines®), esopageal and esophagogastric junction cancer, version 1, 2018. (2018-03-16) [2019-05-01]. http: //www.Nccn.org/professionals/ physician_gls/f_guidelines.asp.

[16] PARKIN D M, BRAY F, FERLAY J, et al. Global cancer statistics 2002. CA Cancer J Clin, 2005, 55(2): 74-108.

[17] PARKIN D M, LAARA E, MUIR C S. Estimates of the worldwide frequency of sixteen major cancers in 1980. Int J Cancer, 1988, 41(2): 184-197.

[18] TENIERE P, HAY J M, FINGERHUT A, et al. Postoperative radiation therapy does not increase survival after curative resection for squamous cell carcinoma of the middle and lower esophagus as shown by a multicenter controlled trial. French University Association for Surgical Research. Surg Gynecol Obstet, 1991, 173(2): 123-130.

[19] URBA S G, ORRINGER M B, TURRISI A, et al. Randomized trial of preoperative chemoradiation versus surgery alone in patients with locoregional esophageal carcinoma. J Clin Oncol, 2001, 19(2): 305-313.

[20] VAL G, BRYAN B, B MARK S, et al. Survival benefits from neoadjuvant chemoradiotherapy or chemotherapy in oesophageal carcinoma: a meta-analysis. Lanc Oncol, 2007, 8(3): 226-234.

[21] WALSH T N, NOONAN N, HOLLYWOOD D, et al. A comparison of multimodal therapy and surgery for esophageal adenocaicinoma. N Engl J Med, 1996, 335(7): 462-467.

[22] XIAO Z F, YANG Z Y, LIANG J, et al. Value of radiotherapy after radical surgery for esophageal carcinoma: a report of 495 patients. Ann Thorac Surg, 2003, 75(2): 331-336.

[23] XIAO Z F, YANG Z Y, MIAO Y J, et al. Influence of number of

metastatic lymph nodes on survival of curative resected thoracic esophageal cancer patients and value of radiotherapy: report of 549 patients. Int J Radiat Oncol Biolphys, 2005, 62(1): 82-90.

第四章

肺癌放射治疗技术
操作规范

第一节 概述

原发性支气管肺癌（primary bronchogenic carcinoma）简称肺癌（lung cancer），是指发生于支气管黏膜和肺泡的恶性肿瘤（不包括发生于器官的肿瘤和肺转移瘤）。按病理分型，分为非小细胞肺癌（non small cell lung cancer，NSCLC）和小细胞肺癌（small cell lung cancer，SCLC）两大类，其中 NSCLC 约占 80%～85%，因此，肺癌一般指的是 NSCLC。

目前肺癌的病因尚不完全明确，大量资料显示表明，长期大量吸烟与肺癌的发生有非常密切的关系，其他危险因素包括职业和环境接触、电离辐射、遗传等。

一、肺癌的应用解剖

肺是人体的呼吸器官，也是人体重要的造血器官，位于胸腔，左右各一，经肺系（气管、支气管等）与喉、鼻相连（图4-1）。

二、肺癌的治疗方式

肺癌的治疗应以个体化分层治疗为原则。早期患者仍以手术根治切除为主，晚期患者以全身治疗加局部控制为主。肺癌的放疗一般采用三维适形放疗或调强放疗技术，在设备条件许可的情况下可以辅以图像引导放疗技术来提高治疗精度；在部分放射物理和技术条件优越的单位，针对早期孤立的肺癌病灶可以开展立体定向放射治疗技术，治疗效果可以与手术治疗媲美。部分经济条件较差和姑息放疗的晚期患者可以采用常规二维等中心放疗技术。相较于常规二维等中心放疗技术，三维适形或调强放疗在靶区剂量分布和正常组织器官保护等方面更有优势，可降低放疗相关不良反应。

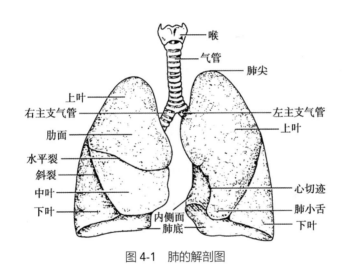

图 4-1　肺的解剖图

 第二节　放疗前宣教

▎一、注意事项及心理干预

1. 帮助患者消除紧张、恐惧心理，树立战胜病魔的信心，争取患者积极主动配合放疗。

2. 告知患者加强营养，维持体重稳定，预防感冒，监测血常规，确保身体各项指标满足放疗要求。

3. 告知患者制作体膜和各分次放疗实施时须穿着贴身、舒适、较薄且无金属异物的内衣，平时穿的外衣应注意保暖且宽松易于穿脱。

4. 指导患者进行呼吸锻炼，保持平静呼吸，对于拟行特殊放疗技术的，进行相应呼吸训练。

5. 告知患者放射治疗流程及各阶段注意事项。

6. 告知患者携带在放疗各流程进行中身份识别和核对的相关凭证。

7. 告知患者体膜应放在指定位置并妥善保管，并保护好身体上的标记线。

8. 告知患者预防跌倒和坠床，放疗的各个流程均应有家属陪同。

9. 告知患者在 CT 定位、复位和放疗分次实施的过程中均有视频监控和语音对讲，如在此过程中产生不适症状可举手示意或通过语音对讲要求暂停，工作人员会采取相应措施。

10. 告知患者在放疗疗程中如有任何不适症状及时与主管医生沟通。

11. 告知患者放疗过程中和疗程结束后应及时与主管医生沟通，咨询医生下一步治疗方案。

二、饮食指导

1. 饮食以清淡食物为主，注意补充高蛋白质、高能量以及高纤维素的食物，少吃油炸、烟熏、腌制食品，以及深加工肉类，如香肠、腊肉等。

2. 推荐少吃多餐，建议每天进餐 5~6 次，如果食欲不佳，可以考虑肠内营养支持。

3. 食物的选择和烹饪手法多样化，一方面可以明显增进食欲，另一方面又能使营养更加丰富和全面。

4. 谨慎对待保健品，在治疗期间服用任何保健品，请务必同医生以及营养师沟通。

5. 适当的运动。肺癌患者经过手术、化疗、放疗后，几乎都会伴随活动量和食欲同时缩减，恢复运动可以帮助恢复食量。

6. 保持适当、相对稳定的体重。建议每周监测体重，如果体重持续下降，需要咨询医生和临床营养师，评估是否需要进行其他营养支持。

三、放疗不良反应及应对措施

（一）放射性食管炎

1. 表现　吞咽梗阻、吞咽疼痛、进食困难、胸骨后疼痛、烧灼感，随剂量的增加而加重。

2. 应对措施

（1）进食后温开水冲洗食道，减轻炎症和水肿，进食后勿平躺。

（2）口服康复新。

（3）如果出现饮水呛咳、吞咽困难等症状时，应立即告知医生护士，禁食禁水，停止放疗。

（二）放射性肺炎

1. 表现　咳嗽、吐白色泡沫痰、胸闷、低热，严重者出现胸痛、呼吸困难、咯血、高热及肺部干湿啰音。

2. 应对措施：

（1）注意保暖，避免感冒，以免诱发或加重放射性肺炎。

（2）出现胸闷、呼吸困难、高热、咯血等症状时，应立即告知医生，保持镇静，等待医生处理，必要时暂停放疗，等症状缓解后继续。

（三）放射性皮肤反应

1. 表现　发生于放疗开始后 2 个月内的皮肤反应，表现为色素沉着、瘙痒、红斑、脱屑、破溃等；慢性皮肤损伤：色素沉着、萎缩、深部纤维化。

2. 应对措施

（1）保持局部清洁、干燥、避免摩擦损害，选择宽松、柔软、棉质的内衣。

（2）禁用酒精、碘酒、胶布、凡士林。

（3）禁止搔抓、撕皮，勤洗手，勤剪指甲。

（4）遵医嘱使用皮肤保护剂：比亚芬、拜达通、康复新等，注意涂抹范围和涂抹时间。

（四）骨髓抑制

1. 表现　骨髓和淋巴组织对放射线比较敏感，一般在放疗开始后第二周出现全身反应，可引起外周血白细胞、红细胞、血小板减少。

2. 应对措施　加强营养，血常规监测 1～2 次/周、监测体温 2 次/d；放射肿瘤医师对症治疗。

第三节　体位固定

体位固定技术是放射治疗计划设计与执行过程中极其重要的一个环节，是实现摆位可重复性和准确性的重要步骤。

一、体位固定前准备

（一）患者的准备

核对患者申请单和腕带上的信息（姓名、性别、年龄、病案号等），确认身份无误后安排治疗时间。向患者及家属介绍体位固定的重要性，叮嘱患者平缓呼吸，去除身上的金属物件（如项链、吊坠等），上身穿贴身轻薄衣物，无纽扣和其他饰物。

（二）固定器材的准备

1. 体架　固定架通常是用碳纤维材料制成，保证对放疗射线的高穿透性，减少对剂量的影响。

2. **热塑膜**　又称低温热塑膜或定位膜，是一种特殊合成的高分子聚酯，常温下呈坚硬片状，在 65～70℃的热水中加热 1～3min 后变得柔软，可以按患者体型特点进行塑型，常温下 10～15min 后冷却成型。

3. **真空垫**　人体真空垫选用面料舒适，不透气，袋内填充物为泡沫颗粒，有很强的硬度和吸附能力，塑型固定性能好。适合不能平卧硬板床的患者以及需要长时间平躺的患者，舒适度和重复性好。

4. **发泡胶**　利用两种化学物质混合后产生化学反应，发泡膨胀冷却后塑形、固化，形成人体体表轮廓，用于放疗体位固定，与其他固定方式不同的是，它是一种主动塑形的固定方式。

5. **恒温水箱**　保持水温在 65～70℃，温度过高热塑膜塑性变差，而且容易烫伤患者体表。

6. **真空泵**　用于真空袋定位时抽真空。

7. **皮肤墨水**　用于患者体表做标记。

▎二、体位固定实施

肺癌放疗通常采用头颈肩膜（上段肺癌）、颈胸膜（中下段肺癌）固定或真空垫固定。近几年开始采用组合固定，利用膜加真空垫或发泡胶固定患者体位。

（一）体位固定流程

1. 摆好头颈肩固定板（放疗专用一体化碳纤维板）后将固定板的中轴线与纵向激光线重合。

2. 嘱患者脱去上衣、首饰、假发，患者先坐在治疗床头颈肩固定板（放疗专用一体化碳纤维板）上，由治疗师托住患者的颈部，协助其缓慢躺下。

3. 头颈肩面罩体位固定。详见第三章第三节，固定后如图 4-2 所示。

4. 热塑体膜＋真空袋 / 发泡胶固定。详见第三章第三节，如图 4-3 所示。

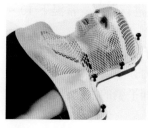 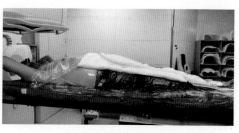

图 4-2　头颈肩面罩体位固定　　图 4-3　真空袋加塑料薄膜抽真空固定

5. 专用体架固定。肺部立体定向放疗一般采用体部立体定向放疗专用固定框架，辅以真空垫或者专用的塑料薄膜抽气固定，利用适配的腹压板，可以减少呼吸运动幅度。固定体位之前须对患者进行呼吸训练，使患者在放疗过程中能保持呼吸平稳，减少由于呼吸运动带来的治疗误差。

（二）注意事项

1. 体位固定前应与患者充分沟通，使其熟悉、理解并适应体位固定过程。

2. 评估患者的身体状况（如：一般状况、呼吸状况、疼痛状况等），选择恰当的体位和固定装置及方式。

3. 在确保位置可重复性的同时应兼顾患者的舒适度。

4. 在固定装置和人体体表应该设置适当的标记以保证两者坐标系的一致性。

5. 上肢上举的患者应采取相应的措施（支撑垫、臂托等）确保患者整个定位及治疗过程中能够保持稳定。

6. 对各个关键点做详细记录和标记，如上肢位置、各支架位置、头颈部支撑状况等。

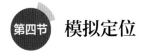 模拟定位

一、X 线模拟机定位

（一）定位前准备

仔细阅读患者的定位申请单，核对患者基本信息包括姓名、性别、年龄、病案号等，以及定位范围、定位技术、所需何种体位固定装置等，根据主诉、诊断等信息了解肿瘤的位置和医生的意图。

（二）摆位和固定患者

患者体位固定方式与制作固定膜时体位一致。

（三）X 线模拟定位

1. 对患者正中矢状线。通过纵轴激光线调整床面及患者体位，使患者躯干正中矢状线与激光纵轴线重合。

2. 对患者体表光野位置。通过患者的 CT 和 X 线平片明确病灶的位置，平移床面使光野入射点位置至患者胸部病灶区域，调整床高使两侧水平激光线位于患者胸部 1/2 体厚处。

3. X 线透视。在 X 线透视下寻找病灶，如果是术后患者可以通过手术银夹或术前 CT、X 线确定病灶位置。

4. 确定治疗等中心。旋转机架角度观察肿瘤靶区中心是否偏移模拟机"#"字形野中心点，如果有偏移调整床高，使"#"字形野中心点始终保持在肿瘤靶区中心区域。若为术后放疗，也可通过手术银夹、患者隆突位置及 1/2 体厚来确定放疗等中心水平层面。

5. 确定射野照射范围。机架转回 0° 或 180°，再次确定靶区范围。根治性放疗须根据患者肿瘤病理类型、受侵范围、是否有淋巴结转移、与重要器官的关系及呼吸幅度等来确定照射范围。上界：肿瘤上 1～2cm；下界：肿瘤下 1～2cm；左右界：肿瘤外侧 1～2cm。如果患者有锁骨上淋巴结转移，可单独设锁骨上区野照射。

6. 在患者固定装置或者皮肤表面标注等中心的位置。

7. 记录升床高度、射野大小、机架角度以及准直器角度等治疗参数。

8. 将定位信息和治疗参数传输到治疗网络系统，供医生制订患者治疗计划。

二、CT 模拟机定位

（一）定位前准备

1. 设备准备

（1）机房内的温度和湿度：CT 定位机房内的温度应该控制在 18~22℃，湿度应该控制在 50%~70%。温度、湿度过高或过低以及巨大变化会影响机器的正常运行，导致故障率的增加，也会影响采集图像的质量。

（2）CT 机准备：按 CT 机开机流程，依次开启电源、数据重建机和主机。开机后在使用前进行球管预热，预热时确保机房内没有人员并关闭所有机房门。每周进行一次空气校正，空气校正须在热稳定的情况下进行，建议设在每周一上午患者定位结束后。按质控要求对检查床进行检测，确保各项参数指标符合规定。另外，确保 CT 机的磁盘空间充足，定期进行备份和清理。

（3）激光定位系统：开启激光灯并进行质控，确保两侧激光线重合，激光灯与扫描平面间隔准确以及激光灯移动正常并准确等。一般要求激光灯精度在 1mm 以内。

（4）高压注射器：开启处于完好备用状态。

（5）体位固定装置：检查机房内患者体位固定装置是否齐全，处于完好备用状态。

（6）标记用品：各类标记用品齐全，处于完好备用状态，包括金属标记点、画线笔、医用橡皮膏、纹身设备等。

（7）急救设备和药品：需有专门护士负责管理，确保急救设备和药品齐全，处于完好备用状态，定期检查急救药品是否过期，对近效期药品要贴近效标记。

（8）放射防护装置：开启辐射报警仪，辐射防护用品齐全，完好备用，处于有效期内。

2. 患者准备

（1）仔细阅读患者的 CT 定位申请单：核对患者基本信息包括姓名、性别、年龄、病案号等，以及定位扫描范围、是否增强扫描、所需何种体位固定装置等。另外，注意医生是否有特殊要求，是否行 4DCT 等。根据主诉、诊断等信息了解肿瘤的位置和医生的意图。

（2）评价患者身体情况：根据申请单上的信息和患者的精神状态，对于增强扫描的患者询问是否有过敏史、糖尿病、严重甲亢、肾功能异常等情况，严格控制禁忌证，并嘱患者签署特殊检查知情同意书。对于危重和需增强扫描的患者必须有主管医师陪同，对于不配合的患者（如幼儿）可以采用药物镇静。

（3）如果患者定位范围内有手术切口未愈合，一般建议待伤口愈合后再进行定位，以避免贴定位标记物和画标记线引起伤口感染。

（4）呼吸训练：对肺癌放疗患者，尤其是要行呼吸门控放疗的患者进行呼吸训练是必要的。训练患者进行腹式呼吸，每次呼吸的幅度和频率尽量稳定。

（二）摆位固定及标记患者

1. 摆位和固定　利用制作好的体位固定装置将患者固定在 CT 床板上，一般选择头先进扫描方式，在三维激光定位系统辅助下，摆好患者体位，尽量使其正中线与纵轴激光线重合。

2. 标记患者　CT 定位时需在患者身体上和固定膜装置上设置一些标记，用于在放疗时能准确重复患者的体位和找到治疗等中心点。一般可分为两种方式：

（1）绝对坐标标记法：患者在 CT 定位扫描后不离开检查床。图像先传输到模拟工作站，医师勾画靶区，然后由软件计算出放疗等中心的坐标，再将激光定位灯移动到等中心点，并进行标记。该方法需医师在场，整个过程耗时长，但不需要再进行复位工作。

（2）相对坐标标记法：在 CT 定位扫描前先根据激光定位系统在患者身上和 / 或固定膜装置上设置定位参考标记点，定位参考标记点应选择靠近靶区且移动小的位置。定位扫描完成后患者即可离开，然后将图像传输到模拟工作站，待医师勾画好靶区和危及器官，剂量师做好计划后，得出放疗等中心点在该坐标系内的三维坐标。再让患者来进行一次复位工作，验证等中心点的位置是否正确，并在患者体表和 / 或固定膜装置上将等中心点的投影位置进行标记。该方法不需要医师到定位现场，患者占用机器时间短，适合患者数量比较多的放疗中心。

定位标记点粘贴必须准确，标记线须清晰准确，不宜过粗，且可长时间保留。定位标记点一般采用直径 1mm 左右的铅珠。

（三）CT 扫描

在进行 CT 定位扫描前再次仔细阅读 CT 定位申请单，核对患者基本信息和固定膜上的信息并将患者信息登记到 CT 登记系统中。

1. **扫描参数的选择**　肺癌患者 CT 定位扫描一般选择头先进，螺旋扫描。扫描层厚一般为 5mm，层间距 5mm，GE 为 2.5mm；管电压为 120kV；200mAs 或 250mAs；pitch 值 ≈ 1；FOV 必须包全患者皮肤轮廓，一般设为 500mm，对瘦小的患者可适当减少；机架旋转一圈的时间可设为 0.75 ～ 1.00s，对无法长时间保持不动，如有上腔静脉综合征的患者可缩短至 0.5s 或更快。对婴幼儿患者，应适当降低扫描条件。缩小层厚和层间距，增加 mAs，缩小 pitch 值可提高 DRR 图的图像质量，但同时也要考虑球管的容量。

2. **增强扫描造影剂的使用**　造影剂的注射速率成人一般为 1.8 ～ 2.0ml/s，总量为 60 ～ 70ml，一般不超过 100ml；婴幼儿和儿童一般为 0.5 ～ 1.5ml/s，总量不超过 2ml/kg。扫描时间为 35 ～ 50s。扫描结束后留观 30min，若无不良反应方可拔出留置针后离开，并嘱患者多饮水，促进造影剂排出。

（四）4DCT 扫描

呼吸运动对 CT 图像质量影响很大，一般情况下 CT 图像的采集需要患者屏住呼吸或浅呼吸，这样采集的图像受呼吸运动的影响最小；呼吸运动会使肺部肿瘤病灶发生偏移，使得实际照射区域和计划设定的区域不一致。随着放疗设备和技术的不断进步，在精确放疗中对呼吸运动管理越来越重视，建议呼吸运动幅度超过 5mm 就应对呼吸运动实施管理。

常用的呼吸运动管理有被动加压技术（腹压板）、主动呼吸控制技术、呼吸门控技术和实时追踪放疗技术。4D 模拟定位就是运用 CT 图像来评估呼吸运动的范围，防止由于呼吸运动造成靶区的漏照。在临床实践中这几种方法常常综合使用。

4DCT 定位的实施步骤：

1. 准备患者进行 4DCT 定位前最好进行相应的呼吸训练，使其在定位和治疗时能够保持有规律、稳定的呼吸。

2. 4DCT 可以通过多种设备来获取呼吸信号

（1）红外摄影仪监测下的 4DCT 扫描

1）呼吸的监测：将信号反射盒平整摆放在剑突下约 5cm 的位置，为确保获得有效的呼吸波形，务必无异物遮挡红外摄像头视野。使用 RPM 软件，并调节红外线摄影仪镜头焦距，追踪反射盒的信号，直至成功（图 4-4）。

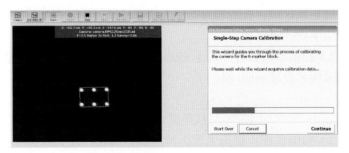

图 4-4　红外摄影下反射盒信号监测

2）扫描参数的设置：对于 GE 的 cine 扫描模式，根据 RPM 软件上显示的患者呼吸周期，输入扫描持续时间和图像间隔时间，扫描持续时间 = 呼吸周期 + 机架旋转时间，图像间隔时间 = 呼吸周期 / 时相数。

3）数据处理：扫描完成后，保存患者呼吸运动数据，并传输到 CT 后处理工作站。按要求重建，最后把重建好的图像传至放疗计划工作站（图 4-5）。

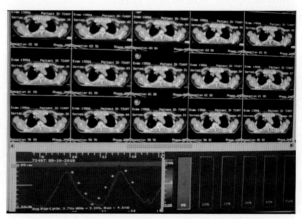

图 4-5　Advantage 4D 图像后处理系统

（2）腹带式呼吸监测下 4DCT 扫描

1）呼吸信号的监测：腹带的位置一般选择患者剑突和肚脐之间的平坦区域，腹带捆绑不宜太松或过紧，同时查看扫描系统是否监测到呼吸信号。

2）扫描参数设置：对于 Philips 的螺旋扫描模式，需根据患者呼吸频率设置 pitch 值。

$$\text{pitch 值} \leqslant \frac{\text{呼吸频率}}{\text{机架旋转一圈的时间} \times 60}$$

3）扫描范围：根据主管医师医嘱，明确肿瘤靶区位置，扫描范围至少包括肿瘤边界上下各 5cm；肿瘤靶区位置不明确的情况下，建议扫描范围包括全肺。

（3）主动呼吸控制下 CT 扫描：如果靶区在任意方向活动度超过 1.5cm，应当使用腹压板、ABC 等技术限制呼吸运动以减少照射范围；一般选择在患者吸气后屏气状态下进行扫描。需先对患者进行呼吸训练，了解患者的呼吸频率和肺活量，设定合适的阈值。当患者吸气量达到该阈值时通气管道关闭，患者屏气，然后进行 CT 扫描，即得到该患者在此时相下肺部的位置信息。患者吸气量的设定应选择患者吸气后屏气能坚持时间较长的值，最好可坚持屏气 45s 以上。

（4）光学体表监测下（OSI）4DCT 扫描：OSI 成像系统利用激光投射到患者体表，通过胸壁轮廓运动获取呼吸信号得到 4DCT 图像。

3. 审查图像　CT 定位扫描完成后一定要审查图像，看定位标记点是否在同一层面、扫描范围是否包括医嘱的范围、图像的质量、肿瘤的增强效果等，以防患者离开后才发现问题，难以补救。

4. 传输图像至模拟工作站　CT 定位扫描结束，审查图像没有问题后及时传输图像到模拟工作站或放疗计划系统中去，以便医师及时勾画靶区和关键器官。传输时要查看传输状态是否正常，如果传输失败则查找失败原因，必要时通知网络管理员或厂家工程师进行处理。

5. 完成检查

（1）释放患者：注意防止患者坠床跌倒。嘱患者先不要起身下床，待检查床降低后取掉固定膜装置后再让患者下床。患者下床时必须有一名医务人员站在患者下床的一侧，以便有危险时可以及时搀扶患者。

（2）交代注意事项：包括固定膜装置的存放位置、各种定位标记线的保留方法和注意事项等。患者在洗澡时应选择清水淋浴，不要使用肥皂、沐浴露等含有化学成分产品，不要用力搓定位部位的皮肤。若发现定位标记线不清晰请及时告知主管医师。

（3）增强扫描的患者：嘱患者在候诊区留观 30min，若无不良反应在拔掉留置针后方可离开。

 体位验证

体位验证（复位）是放射治疗质量保证体系的一项重要内容，其目的是依照计划系统给出的肿瘤中心的位置，标记对应的体表标志作为放疗摆位时的依据并对影响位置准确性的各种因素进行核查确认。模拟机复位验证包括二维模拟定位机验证和 CT 模拟定位机验证。

一、二维模拟定位机验证

1. **摆位并将激光灯对齐 CT 定位坐标原点**　摆位时与 CT 定位时要求一致，包括核对患者和固定装置信息、患者体位等。将激光灯与 CT 定位原点对齐。

2. **移床至激光灯对齐等中心点**　根据患者的放疗计划单上的移床参数进行移床，找到计划等中心点在患者固定膜和体表上的投影位置。

3. **采集图像并验证**　模拟机机架分别位于 0° 和 90°，拍摄正侧位 X 线平片，并分别与 DRR 正侧位片进行比较。通过正侧位图像观察等中心的一致性和射野内各部位骨性标志的重合性，由医生确认无误后保存。如果不一致则查找原因，常见原因包括患者的标记线不准确、摆位不够准确以及等中心层面图像打印错误等。

4. **标记治疗等中心**　如果复位时等中心与计划等中心偏差在允许范围以内（≤2mm），则对等中心点在患者固定膜和体表上的投影位置进行标记，并注明治疗机器。

5. **复位完成**　移除固定装置，协助患者下定位床，离开定位室。

二、CT 模拟定位机验证

1. 摆位并将激光灯对齐 CT 原点　摆位时与 CT 定位时要求一致，包括核对患者和固定装置信息、患者体位等。激光定位灯应先回到零点，再将其与 CT 定位时的相对坐标原点对齐。

2. 移床至激光灯对齐等中心点　根据患者的放疗计划单上的移床参数进行移床，找到计划治疗等中心点在患者固定膜和体表上的投影位置。

3. 采集图像并验证　将该等中心层面贴上定位标记后进行扫描，核对扫描图像与放疗计划单上的等中心层面是否一致。如果不一致则要查找原因，常见原因包括患者的标记线不准确、摆位不够准确以及等中心层面图像打印错误等。

4. 标记治疗等中心　如果复位时等中心与计划等中心偏差在允许范围以内（≤ 2mm），则对等中心点在患者固定膜和体表上的投影位置进行标记，并注明治疗机器。

5. 复位完成　移除固定装置，协助患者下定位床，离开定位室。

　放疗实施

严格按流程和规范执行双人摆位、双人核对。

一、治疗前位置验证

（一）EPID 验证

1. EPID 验证步骤（图 4-6）

（1）在图像引导系统中打开患者计划，选择 EPID 验证模式。

（2）在控制器上打开 PV 板，使 PV 板调整到标准位置。

（3）机架角为 0°和 90°两个方向双曝光拍摄正侧位电子射野验证片。

（4）在控制器上关闭 PV 板，使 PV 板完全收回。

（5）将拍摄的正侧位电子射野验证片与模拟定位片或数字化重建片（DRR）进行比较，以辐射范围内明显的骨性标识为图像配准参考标记（图 4-7）。

（6）配准完成后，图像引导系统会生成三维方向误差。根据图像引导系统生成的误差结果调整治疗床的位置（图 4-8）。

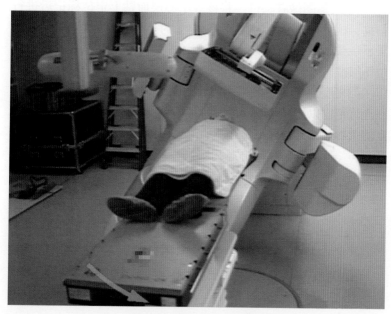

图 4-6　EPID 验证示意图

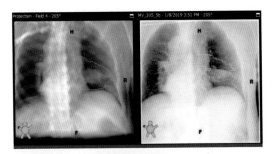

图 4-7　计划影像与 EPID 影像对比

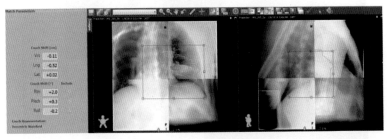

图 4-8　2D 配准误差校正

2. EPID 验证要点及注意事项

（1）误差限值的设定：左右方向 2mm、腹背方向 2mm、头脚方向 5mm。

（2）验证的频次：建议首次治疗开始连续 5 次，以后每周 1～2 次。

（3）首次治疗需物理师、医师和技师共同摆位，验证无误后签字，再实施治疗。

（二）CBCT 验证

1. CBCT 验证步骤

（1）在图像引导系统中打开患者计划，选择 CBCT 验证模式。

（2）在控制器上调整 KVS、KVD 位置，使 KVS、KVD 移动到扫描位置。

（3）选择扫描模式、扫描范围等扫描参数，扫描范围至少包括计划靶区范围。

（4）扫描完成后，调整 KVS、KVD 到准备位置。

（5）根据患者实时三维图像的明显参考标记选择配准范围，和计划 CT 图像进行配准（图4-9、图4-10）。

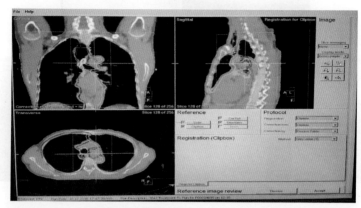

图 4-9　三维 CBCT 图像引导体位验证

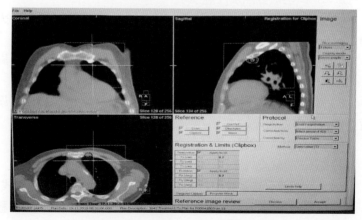

图 4-10　四维 CBCT 图像引导体位验证

（6）配准完成后，图像引导系统会生成三维（或六维）方向误差。

（7）根据图像引导系统生成的误差结果调整治疗床的位置。

2. CBCT 配准要点及注意事项

（1）选择合适的扫描条件：一般情况下胸部的拍摄条件可选择 120kV ~ 140kV、100 ~ 220mA，也可依据不同加速器设定的模板选择对应的部位条件。

（2）选择合适的配准框：选择配准框时需包含全部 PTV 和危及器官，邻近相对固定的、较为明显的解剖标志（如骨性结构）也应包括在内。配准框上下、左右和前后界至少须要超过 PTV 2cm，前界须包括胸骨，后界须包括胸椎棘突，左右界分别包括患侧肋骨和健侧椎体（但不要过体中线太多）；如果一个治疗计划设置两个等中心，要分别进行扫描和配准（图 4-11）。

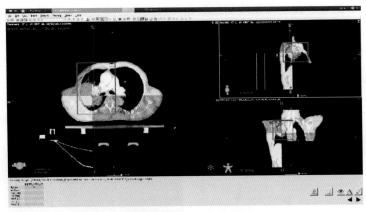

图 4-11　肺癌 CBCT 扫描配准框的选择

（3）选择正确的配准技术。如：椎旁病灶可以脊柱为参考自动配准，周围型病灶可先行自动配准再人工调整。

（4）验证频率的选择：前五次建议每次 CBCT 验证，分析误差规律，如误差在容许范围内，后续根据医嘱要求选择验证频次。体部立体定向放射治疗（stereotactic body radiotherapy，SBRT）技术每次治疗前必须进行 CBCT 验证；使用呼吸门控技术的患者，在做 CBCT（4D）扫描时，也应该进行门控操作，确保采集图像的时相与定位时一致。

（5）允差范围：平移大于 3mm 或者旋转大于 3° 需要进行再次采集影像确认。

（6）首次治疗时，要求主管医生、物理师和技师一起参与摆位和图像配准，选择合适的扫描条件、配准方式和感兴趣区作为以后 CBCT 扫描及配准的参考。

（7）在放疗过程中，通过 CBCT 图像发现患者出现新的并发症或原有并发症（如肺不张、胸腔积液等）发生好转而使靶区发生移位造成有可能漏照时，应及时通报主管医生采取应对措施。

（三）光学表面成像验证与监测

激光表面成像系统利用激光投射到患者体表，由摄像头获取患者体表散射光经计算机重建形成表面轮廓影像。由于该系统使用的是激光，对人体无辐射，可用于监控治疗全过程，获取治疗分次内误差等（图4-12）。

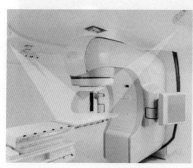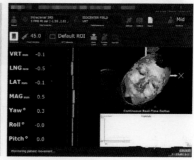

图 4-12　光学表面检测系统

1. 操作步骤（以 AlignRT 为例）

（1）准备：①按开机顺序正常开机；②精准摆放校准平板进行日检，无误后开始应用到患者；③将工作站链接到加速器平台（图 4-13）。

（2）摆位和监测：①创建患者信息，从计划导入参考图像（也可选取另外获取参考图像方式）；②勾画兴趣区，尽量勾画在靶区体表，范围尽量不宜太大，选取呼吸稳定的地方（图 4-14）；③首先按照患者体表标记摆位，再按系统提示进行精准摆位；④按以往正常流程进行影像验证，移床校正；⑤实施治疗，治疗过程中用光学表面系统密切监测患者的体表变化（图 4-15）。

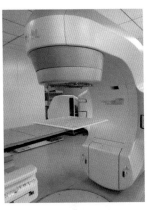

图 4-13　每日晨检

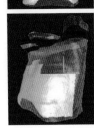

图 4-14　勾画
　兴趣区

图 4-15　光学表面监测系统实时监测

2. 光学表面成像验证要点及注意事项

（1）其运用主要受体表结构运动与深层解剖结构运动之间

误差等因素影响，目前还不能完全取代 CBCT。

（2）整个放疗大概持续五周时间，患者的体位很难与定位时保持一致，如 OSI 摆位后，CBCT 扫描配准误差较大，建议重新摆位或重新获取参考图像。光学表面系统操作流程见图 4-16。

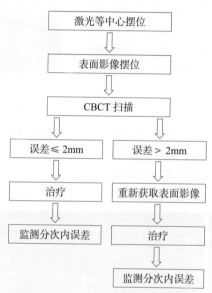

图 4-16 光学表面系统操作流程

二、常规放疗实施

1. **放射治疗单审核** 包括加速器编号、患者姓名、性别、年龄、病案号及各项治疗参数。

2. **治疗前准备** 核对患者的固定方式、固定装置和治疗辅助设备。

3. **源皮距技术**

（1）机架角、机头角、床转角归零，按医嘱与模拟定位时体位保持一致。

（2）打开射野指示灯，使灯光野中心十字线对准体表照射野中心，打开距离指示灯，有机架角时先旋转机架角再将床升至治疗距离。

（3）调节射野开关，使灯光野开至体表野大小，同时旋转小机头，使灯光野与体表野重合。

4. SAD 技术

（1）机架角、机头角、床转角归零，按医嘱与模拟定位时体位保持一致。

（2）打开激光定位灯和灯光野，先调整治疗床高度，使灯光野"十"字中心、固定装置或患者体表标记和激光定位灯三维方向重合。

（3）按医嘱调整机架角、机头角、床转角角度。

5. 摆位结束　嘱患者保持体位不动，紧急情况下，请患者举手（若配有紧急报警器者请紧急呼叫）示意；将机架旋转一周，确保机架不与治疗床、固定装置和患者发生碰撞。核对有无其他特殊要求：填充物、铅挡块（应挡的部位及所需的厚度）、有无楔形板及度数和方向。

6. 治疗前的计划参数审核

（1）患者姓名、性别、病案号及治疗计划号。

（2）射线能量、计划名称、射野名称、射野面积、计划执行次数及分次计划跳数。

（3）治疗开始前，再次核对各项参数。

7. 治疗中　在治疗过程中，应密切观察患者及加速器运行情况，如有紧急情况，立即终止治疗，启动相应的应急预案并做好记录。

8. 治疗完成　治疗完成后将加速器所有参数调整到零度，降低治疗床至合适高度，协助患者离开治疗室；完成所有记录。

9. 放疗期间　放射治疗师观察患者的各种放疗反应，及时与患者和主管医生沟通。

▌三、精确放疗实施

1. 放射治疗单审核（包括加速器编号、患者姓名、性别、年龄、病案号及各项治疗参数）。

2. 治疗前，核对患者的固定方式、固定装置和治疗辅助设备。

3. 摆位时，按医嘱与CT定位时体位保持一致，激光定位灯三维方向误差均 ≤ 1mm，至少要有两名放射治疗师参与摆位，首次治疗摆位时，患者主管医师、物理师、放射治疗师必须同时参与并签字确认。

4. 摆位结束后，嘱患者保持体位不动，紧急情况下，请患者举手（若配有紧急报警器者请紧急呼叫）示意；将机架旋转一周，确保机架不与治疗床、固定装置和患者发生碰撞。

5. 图像引导体位验证（见治疗前位置验证部分）。

6. 治疗前治疗计划参数审核

（1）患者姓名、性别、病案号及治疗计划号。

（2）射线能量、计划名称、射野名称、计划执行次数及分次计划跳数。

7. 治疗开始前，再次核对各项参数。

8. 对实施非共面照射的患者，应做到先转机架再转治疗床，禁止放射治疗师在控制台直接操控机架和治疗床的旋转，必须在治疗室内操作，以免发生意外。

9. 在治疗过程中，应密切观察患者及加速器运行情况，如有紧急情况，立即终止治疗，启动相应的应急预案并做好记录。

10. 治疗完成后关机时，应将旋转臂按设备关机操作要求回位，比如瓦里安加速器要求：带有MLC的加速器，关机时将旋转臂垂直于头部回位到底部；不带有MLC的加速器，将旋转臂随头部水平回位到90°（较好）或270°，以减少软水管破裂造成机头组件损坏的危险。协助患者离开治疗室，完成所有记录。

11. 整个放疗期间，放射治疗师观察患者的各种放疗反应，及时与患者和主管医生沟通。

（张德康　刘永胜　刘博宇　孙　丽　李　需　张　寅）

推荐阅读资料

[1] 国家卫生健康委办公厅 . 原发性肺癌诊疗规范（2018 版）国卫办医函 [2018]1125 号 . (2018-12-13) [2019-05-01]. http://www.nhc.gov.cn.

[2] 林承光，翟福山 . 放射治疗技术学 . 北京：人民卫生出版社，2016: 231-233.

[3] 全国卫生专业技术资格考试专家委员会 . 肿瘤放射治疗技术 . 北京：人民卫生出版社，2015: 68-69.

[4] 吴先想，牛振洋，费振乐，等 . 呼吸运动状态对动态调强放疗剂量分布影响的研究 . 中华放射医学与防护杂志，2019, 39(3): 197-201.

[5] 张连胜，张寅，李明辉，等 . 用锥形束 CT 技术测量热塑成型膜固定患者的放疗摆位误差 . 中华放射肿瘤学杂志，2008, 17(3): 219-222.

[6] 钟仁民，叶程伟，李丽琴，等 . 光学表面成像系统在 ABC 放疗患者作用探讨 . 中华放射肿瘤学杂志，2018: 27(1): 89-93.

第五章

乳腺癌放射治疗技术操作规范

 第一节 概述

乳腺癌（breast cancer）是乳腺组织异常增生形成的恶性肿瘤。近年来发病率呈明显上升趋势，高发于沿海的部分大城市，在女性恶性肿瘤发病率中排名第一。乳腺癌发病主要与基因、家族史、雌激素水平、饮食等多种因素有关。

一、乳腺的应用解剖和淋巴引流

乳腺的皮下结构包括腺体、纤维组织、脂肪组织，在皮肤上覆盖乳晕以及乳头。乳腺位于胸腔前表面，被下面的肋骨和肌肉支撑（图5-1）。腋窝淋巴结是乳腺主要的淋巴引流途径，还可引流至内乳淋巴结、锁骨上淋巴结等（图5-2）。

二、乳腺癌的治疗方式

乳腺癌以综合治疗为主，目前主要有手术、放疗、化疗、内分泌治疗和分子靶向治疗等。手术切除是主要的治疗方式，除了较早期的原位癌以外，大部分乳腺癌需要进行放疗。根据病情和手术方式的不同，选择不同的照射区域，放疗照射区域主要包括患侧全乳、胸壁和内乳、腋窝及锁骨上淋巴引流区域。照射方法有二维普通放疗、三维适形放疗和三维调强放疗等。剂量分割照射方式有常规分割、大分割和加速部分乳腺照射（PBI）等。

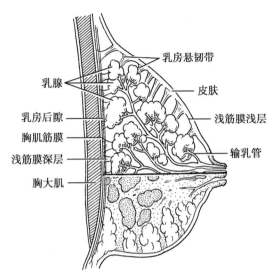

图 5-1 乳腺矢状面解剖图

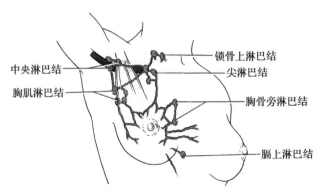

图 5-2 乳腺淋巴引流途径图

放疗前宣教

一、放疗注意事项

1. 指导乳腺癌患者对患侧手臂科学锻炼，如：爬墙、梳头、摸对侧耳朵等，每天 1~3 次，每次 15~20min，坚持患肢的功能锻炼至少一年。

2. 加强营养，维持体重稳定，预防感冒，监测血常规，确保身体各项指标满足放疗要求。

3. 不可佩戴首饰，不在患侧手臂测血压、打针、输液。避免过度的运动，如：用力拖地、甩臂等。

4. 告知患者体表标记线的重要性。如标记线不清楚，不可自己随意描画，应找医生或放射治疗师在治疗体位时进行重新描画。

5. 告知患者体位重复性的重要性，治疗时穿着与体位必须与制作体位固定装置时保持一致。

6. 固定模具应放在指定位置并妥善保管，使用和摆放过程中不可接触过热或尖锐物品，以免变形损坏。

7. 整个治疗过程中如有不适或其他突发情况，可随时按紧急报警铃或者举手示意，放射治疗师会立即停止治疗并查看情况。

8. 指导患者放疗时保持平静呼吸，对拟行呼吸门控放疗技术的患者，需进行相应呼吸训练。

9. 合理安排放疗时间，嘱患者按规定时间前来放疗，减少排队等待时间。并告知不可无故缺席治疗安排，如有特殊情况应电话告知放射治疗师或主管医生。

10. 在放疗疗程中如有任何不适症状需及时与主管医生沟通。疗程结束后需要与主管医生联系，咨询医生下一步治疗方案。

二、饮食指导

乳腺癌患者的饮食类似于所有恶性肿瘤，建议多吃高蛋白、高纤维、低脂肪的食物，还应多食新鲜水果蔬菜，少吃煎、炸、烧烤及辛辣刺激性食物。另外，应保持良好的心态，坚持适当的锻炼和规律的生活作息。

三、放疗不良反应的防治和处理

乳腺癌放疗常见的不良反应有上肢水肿、皮肤损伤、乳腺（胸壁）纤维化、放射性肺炎、心脏损伤、肋骨损伤等。放射治疗期间要注意可能出现的全身或局部反应，特别是照射部位皮肤的护理，应保持照射皮肤干燥清洁，不可用过热的水或刺激性强的洗涤用品擦洗。应在医生指导下使用射线防护喷剂喷涂；不可穿着蕾丝化纤等衣物，应穿着宽松保暖棉质衣物。照射中和照射后要加强上肢功能锻炼。若出现经常干咳、胸闷、气急等症状应及时与主管医生联系。

四、心理干预

1. 经常与患者沟通交流，了解患者病情及心理变化。注意交流的方式，努力给患者提供细心、耐心且科学的心理支持和安抚。

2. 鼓励患者多与亲友交流，保持积极乐观的心态，树立战胜疾病的信心，配合治疗。

3. 介绍放射治疗常识和基本流程（包括接诊宣教、体膜制作、模拟定位、靶区勾画、计划设计、剂量验证、复核、治疗实施、治疗结束等）以及各流程的注意事项，让患者知道只要积极治疗，乳腺癌的生存率非常高，缓解其过度担忧，消除其紧张、恐惧心理。

4. 可给乳腺癌患者安排同一放疗机器和时间，让患者多接触接受放疗并积极配合的相似患者，让患者之间相互鼓励。

5. 治疗期间重视患者隐私的保护。除陪同家属和医生外禁止无关人员出入治疗室；患者没有穿好衣服前切勿呼叫下一个患者入机房；治疗监控视频禁止无关人员观看。

6. 告知根治术后患者今后可做乳房重建，使之相信一侧乳房切除不会影响家庭生活、工作和社交。

7. 对其丈夫进行心理辅导，鼓励夫妻双方坦诚相待，让丈夫以良好的情绪和心态接受妻子手术后身体形象的变化，积极鼓励、关心和支持妻子治疗。

第三节　体位固定

乳腺癌放射治疗体位固定的总则是保证患者体位的重复性和稳定性，同时兼顾患者体位的舒适度。乳腺癌放射治疗的体位固定主要有热塑膜固定、真空袋固定、乳腺托架固定、发泡胶固定以及联合固定等几种方法。

一、体位固定前准备

1. 双向核对患者姓名，不能有效沟通的患者可由陪同人员进行身份信息核对。

2. 核对患者腕带上的信息（姓名、性别、年龄、病案号等），确认身份信息无误。

3. 查看患者手臂功能恢复状态，确保患者手臂能上举大于90°，且切口恢复良好。

4. 向患者及家属介绍体位固定的重要性，叮嘱患者平静呼吸。

5. 嘱患者脱掉衣物和饰品（如项链、吊坠等），裸露上身，下身穿贴身薄内衣。

6. 协助患者躺好后进行摆位，嘱患者保持不动，直到固定模具塑形完成。

二、体位固定及模具制作

模具制作前需查看体位固定申请单：除了患者的一般信息之外，还要提供肿瘤部位、治疗方式、选用器材及规格、单一固定还是综合固定等，特殊要求可在备注中标注，如有疑问及时与医生沟通，才能实施固定。

1. 热塑膜固定

（1）根据患者体型和医生要求选择合适的头枕，并协助患者平躺于体架上，利用激光线确保患者处于体架中间，使人体正中矢状面垂直于床面且与床中线平行，双手上举置于额头上。

（2）将热塑膜放入水温70℃的恒温水箱内进行软化，静置4～5min，待完全透明软化时取出。

（3）软化完成后，将热塑网膜置于铺放毛巾的台面，用毛巾擦干正反表面水分。

（4）将完全软化的热塑网膜置于患者胸部位置，匀速拉伸并将边框固定在体架上，然后按人体轮廓塑形，塑形操作时间为3～5min（图5-3）。

等待10～15min热塑膜冷却成型后，在膜和患者体表做好标记，并填好患者信息。

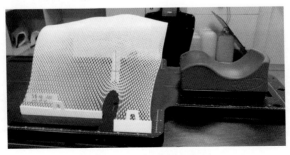

图5-3 热塑膜固定示意图

2. 真空垫固定

（1）根据需要选择合适规格的真空垫，从包装中取出的真空垫预先均应已抽好真空，如发现漏气变松软的，要用负压泵抽真空放置一周，观察其密封性是否良好，以防因出厂时密封性不好，导致为患者做好的真空垫出现漏气松软。

（2）将真空垫置于床上，或将真空垫放于体架上，用气阀放气，使用连接固定装置将真空垫与体架进行组合，并将袋内泡沫粒均匀铺平。

（3）用抽气管将真空垫快速排放阀门与真空泵连接，抽真空至可塑形状态，随即停止抽真空。

（4）要求患者裸露上身，下身穿贴身薄内衣。协助患者仰卧于真空垫上，利用激光线确保患者体位正、直，使人体正中矢状面垂直于床面且与床中线平行，并要求患者双手抱肘关节或双手交叉置于额头，充分暴露胸壁并尽量减少颈部皮肤皱褶产生。

（5）体位固定床两侧的治疗师同时开始挤压真空垫进行塑形，将真空垫包裹患者的身体左右，使它与人体适形。检查塑形效果，然后再次进行抽真空，达到固定效果后，观察真空垫固化变硬时停止抽气（图5-4）。一般抽真空5min即可完成。

（6）抽真空完成后，嘱患者离开真空垫，并再次躺入真空垫内，在入位与起身时，用手支撑床边或真空垫内平面处使力，不能压在真空垫边缘，防止受力变形，检查是否可以重复复位，确保患者的体位一致性，然后填写患者信息、制膜日期。

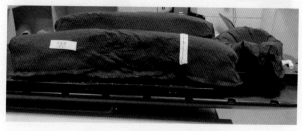

图 5-4　真空垫固定示意图

3. 乳腺托架固定

（1）乳腺托架置床中间，用激光灯核对托架两侧对应的任意相同刻度，确保托架摆正，协助患者自然躺在上面。

（2）用激光灯核对患者的体中线，以保持头脚方向无扭曲。

（3）根据患者体型和医生要求将乳腺托架调整至合适角度，选取合适头枕位置和手臂托架位置，确保患者胸壁尽量与床面平行，患者头部适当垫高，手臂外展上举≥90°，充分暴露胸壁（图5-5）。一般双侧手臂上举比单侧手臂上举体位固定性好。

（4）有锁骨上野的患者头需偏向健侧，没有者头不转，保持正中。

（5）定位完成后记录患者信息和乳腺托架相关信息。

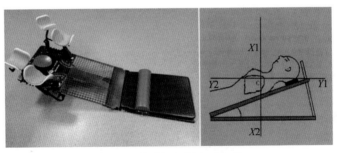

图 5-5　乳腺托架固定示意图

4. 发泡胶固定

（1）使用前检测发泡胶固定袋是否有破损。

（2）将发泡胶固定袋置于体位固定床上。

（3）协助患者仰卧于固定袋上，利用激光线确保患者体位正、直，并使人体正中矢状面垂直于床面且与床中线平行。双手抱肘置于额头上，充分暴露胸壁。

（4）将发泡胶 A、B 两种液体均匀混合倒入固定袋内各部位，体位固定床两侧的技师同时用手移动固定袋，使患者的胸部和头部适当垫高，包裹身体左右，使它与人体适形，避免存在缝隙，直至混合液完全发泡发热膨胀并冷却固定成型（图 5-6）。整个操作时间为 5 ~ 10min。

（5）塑形完成后，嘱患者手撑床边，离开发泡胶成型体膜，并再次躺入发泡胶成型体膜内，检查是否可以重复复位，确保患者的体位一致性，然后填好患者信息、制膜日期。

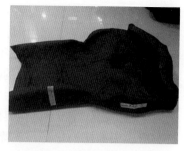

图 5-6　发泡胶固定成型图

5. 热塑膜与真空垫（或发泡胶）联合固定

（1）热塑膜与真空垫（或发泡胶）联合固定时，可以结合翼形板调节高度使乳腺患者胸壁尽量与床面平行。

（2）将真空垫或发泡胶固定袋放于翼形板上，调整均匀平整。

（3）让患者仰卧于真空垫或发泡胶固定袋上，双手上举，上下界和做单独热塑膜时一致，然后抽真空泵或倒入发泡胶成型剂，体位固定床两侧的治疗师开始塑形，需保证膜体包裹患者的身体左右，使它与人体适形，观察真空垫或发泡胶固定袋固化变硬时停止塑形。

（4）将软化好的热塑膜均匀贴在患者体表，轻轻按压，使它与人体胸部外轮廓吻合，选好体架两侧的固定点位，压紧并锁死，确保膜体的成型（图 5-7）。

（5）等待 10 ~ 15min 热塑膜冷却成型后，在膜和患者体表做好标记，并填好患者信息。

6. 适形挡铅及电子线铅块制作

（1）设置切割参数、泡沫参数、机器参数，并保存。

（2）导入 TPS 显示的

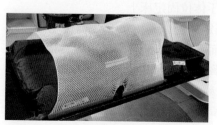

图 5-7　热塑膜与真空垫联合固定示意图

挡块信息至计算机控制的自动切割机。

（3）泡沫块放入切割机内，其前段紧靠挡片前端，左侧紧贴左侧挡片，上端横梁下压将泡沫垂直卡紧。选择切割路径，切割泡沫。

（4）校准泡沫模具，将切割出来的泡沫模具和 TPS 的挡块信息进行比较（图 5-8），如有差异，修改补偿，重新切割。

（5）模具校准合格后，浇注低熔点铅。

（6）待低熔点铅块冷却后，进行加工修整。适形挡铅需将铅块粘贴到有机玻璃板上，注意铅块方向为上小下大（图 5-9）。

（7）填好铅块方向、野号以及患者信息等。

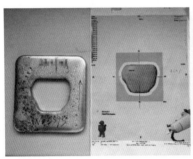
图 5-8　电子线铅块示意图

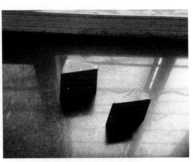
图 5-9　适形挡铅示意图

7. 注意事项

（1）制膜前需查看患者手臂功能恢复状况，若患者患侧手臂外展上举不能达到 90° 以上时，应暂缓定位并指导患者进行功能锻炼直至上举充分。

（2）制作模具前强调体位重要性，嘱患者整个做膜过程不可移动。

（3）在治疗期间一定要设置专门的位置存放膜具，不可接触过热或尖刺物体，并定期检查是否漏气变形，及时抽气，防止变形，以免影响固定效果。

（4）提前告知患者发泡胶 A、B 两种液体混合后温度将达到约 40℃，人体基本可以耐受，避免患者紧张，影响固定效果。

（5）使用体膜固定时候，由于乳房组织活动度大，在乳房及胸壁部分尽量贴紧皮肤组织，以减少患者活动的空间，避免出现患者旋转或上下移位仍然可以扣上体膜情况出现。

（6）临床使用低熔点铅挡块前一定要在模拟机或治疗设备上进行几何验证后再用于临床治疗。

模拟定位

乳腺癌放射治疗的模拟定位临床上一般通过 X 线模拟机进行二维常规放疗定位，通过 CT 模拟机进行三维适形或调强放疗定位。以三维适形或调强定位为主，但由于二维常规放疗具有它一定的独特优势，因而临床上仍有使用，下面一并介绍。由于各单位模拟机机型不同，定位操作和定位片的处理略有差别，具体方法应结合本单位设备来灵活理解和处理。

一、X 线模拟定位

1. X 线模拟定位前准备　根据患者的精神状态评估患者身体情况。查看患者手臂功能恢复情况，确保手臂上举大于 90°，且切口恢复良好。脱去上身衣服，下身穿薄内衣。介绍定位注意事项：放松身体、定位期间不能随意移动体位等。

2. 模拟定位

（1）体位固定：二维常规放疗定位一般选用乳腺托架固定或联合固定方式来固定患者体位，固定标准参照上一节体位固定的介绍。

（2）定位方法

1）切线野定位方法：乳腺癌切线野的定位方法主要有半野切线等中心定位法、半野切线源皮距定位法、全野切线源皮距定位法以及四分之一野定位法，现临床常用的主要是四分之一定位法和半野切线等中心定位法。而四分之一野定位法主要用于同时设有锁骨上野和胸壁切线野的患者，但其受到机器面积和患者身高的限制，需有选择性的使用。

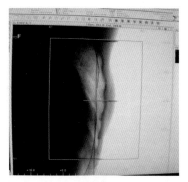

图 5-10　切线野定位示意图

以下主要介绍乳腺癌半野切线野等中心定位法（图 5-10）操作步骤：

①根据医生要求确定切线野范围，上界：第 2 前肋水平；下界：健侧乳房皱襞下 2cm；外界：至腋中线或腋后线；内界：按有无内乳野而定，如有内乳野应在内乳野患侧缘向内 1cm；注意包及手术切口疤痕。

②在内切线上平放一铅丝，把野长放至野的上下界，野宽放至内外切线缘，灯光野的中心放到内外切线野的中心，即为初步的野中心，治疗床的左右不可以再移动。

③源皮距调至 97～98cm，保乳患者调至 95～96cm，向患侧旋转机架角约 ±130°。

④在模拟机透视下观察，通过升降床和转动机架角度的方法，使野中心与体表的铅丝重叠，观察切肺情况，通常切肺范围为 1.5～2cm，不可超过 3cm，并查看是否包及全部胸壁，此时的机架角为外切线的入射角，进机房查看射野的上下界和射野体表投影，得到医师认可后，在患者体表画出外切线野（因为是半束照射所以射野中心就是外切线），记录外切线野的角度、面积和深度，野的宽度需超出乳腺或胸壁 1～1.5cm。

⑤定位床保持原位不动，转动机架 180° 至相应的内切野，透视满意后在患者体表画上内切线野范围（射野中心即为内切线），并记录内切野的角度、面积和深度。

⑥把机架复位至 0°，画出野中心，记录此时的源皮距，并

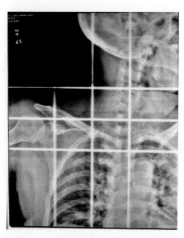

图 5-11　锁骨上野半野定位示意图

准确画出患者体表两侧的激光"＋"线，即摆位线。

⑦准确记录乳房托架上的各项参数。

2）锁骨上野半野定位方法

①射野中心对准锁骨头下缘或下缘下 0.5～1cm，升床至源皮距 100cm 或 97cm。

②透视下调节射野范围。上界：至环状软骨水平或第六颈椎水平；下界：平切线野的上缘；外界：至肩关节内侧（肱骨头内缘）；内界：体中线健侧 1cm（注意保护气管、食管和脊髓）（图 5-11）。

③采用半束照射技术，定位时需注意与切线野的衔接问题。锁骨上野中心一般放在与胸部（胸壁或乳腺）切线野交界处的中心位置，该野只用其上半束照射锁骨上，下半束（投影在胸壁或乳腺上）用准直器或适形挡铅全部遮挡。

④在模拟机机头上插入铅挡托架，放入有机玻璃板。

⑤根据医生勾画的照射范围调节定位床位置，使源皮距到达 100cm 或 97cm，并使灯光野投影包全医生预设范围。

⑥根据医生勾画的照射范围在有机玻璃板上描画铅块制作形状。

⑦记录患者姓名、照射野编号、方向等相关信息。

3）内乳区野定位方法：升床至源皮距 100cm，上界：锁骨上野下界间隔 0.5cm（若锁骨上野是半野则可接上）；下界：第 3 肋或第 4 肋间隙，具体下界由医生视肿瘤情况而定；外界：体中线患侧 4cm 或 5cm；内界：体中线或体中线健侧 1cm。

4）电子线野定位方法

①在模拟机机头上插入托架和合适的电子线定位筒（一般有

6×6、10×10、15×15、20×20、25×25 等型号的电子限光筒），并插入相应型号的有机玻璃板，插入时需注意卡口方向（图5-12）。

②根据医生勾画的照射范围调节定位床位置，升床使源皮距到达100cm，并使灯光野投影包全医生预设范围。

③根据医生勾画的照射范围在有机玻璃板上描画电子线制作形状，使照射范围与医生勾画范围一致。

④记录患者姓名、照射野编号、方向等相关信息。

（3）数据整理：记录射野大小、机架角度和准直器角度、零位源皮距、床高等参数。记录乳腺托架的托架高度、头枕位、臂托位、腕托位及臀部止顶位置等数据（图5-13）。

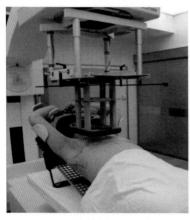

图5-12　电子线野定位示意图

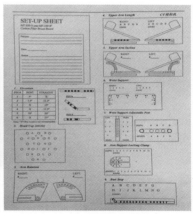

图5-13　乳腺托架参数单示意图

二、CT模拟定位

1. CT模拟定位前准备

（1）阅读CT定位申请单，查看扫描范围、体位固定装置、是否增强扫描、是否行4DCT等。

（2）询问患者姓名，让患者回答自己姓名，构成双向核对，并核对患者基本信息（包括姓名、性别、年龄、病案号等）。

（3）评价患者身体情况和精神状况。查看患者手臂功能恢复情况，确保手臂上举大于90°，且切口恢复良好。

（4）使用增强扫描的患者，提前询问患者是否有过敏史或做碘过敏试验后有过敏迹象的情况，严格把控禁忌证。

（5）确保患者体位的一致性，叮嘱患者衣着需与制膜时一致，不可佩戴饰品、假发等物件。

（6）使用呼吸门控辅助放疗的患者，需要使用呼吸门控装置对患者进行呼吸训练，嘱患者深吸气屏气，并要求患者每次呼吸的幅度和频率相对稳定。

2. CT 模拟定位

（1）协助患者上扫描床，确保患者体位与制作模具时一致。

（2）使用热塑网膜、真空垫、发泡胶等固定方式的患者通常采取仰卧位，查看身体矢状线与纵向激光线是否重合，注意充分暴露锁骨上及颈部淋巴引流区域，并要求双手上举抱肘或双手交叉置于额头上方。

（3）使用乳腺托架摆位时，需根据患者的身高和胖瘦设置乳腺托架的支架高度、头枕位、臀部置顶位，确保患者胸部接近水平，且上身不易下滑。为充分暴露患者胸部和腋窝位置还需调整手臂臂托和腕托位置。查看身体矢状线与纵向激光线是否重合，确保患者体位正、直。选择乳腺托架各项参数时还应考虑CT 机的孔径大小，以防扫描床无法移入 CT 机架内进行扫描。

3. CT 定位体表标记及治疗中心坐标点的确认

（1）乳腺癌保乳术后

1）CT 定位体表标记：在乳腺原发灶瘤床手术疤痕、腋下前哨淋巴结切口疤痕以及可触及的乳腺边界放置铅丝进行标记，以便制作治疗计划时查看体表范围。如有引流口也需单独标记。需照射锁骨上野的患者还应在锁骨下或锁骨下 0.5cm 处进行标记。

2）治疗中心坐标点：中心点应置于照射部位体表相对平坦的位置，需避开乳头，两侧激光标记置于体侧相对平坦无皱褶处，如患者乳腺松弛，皮肤皱褶多，需避开乳腺在平坦处画摆位线（图 5-14）。

3）描画十字形进行标记，标记线需清晰准确，不宜过粗，定位标记点粘贴必须准确。定位标记点通常采用直径 1mm 左右的铅珠。

（2）根治术后或改良根治术后

1）CT 定位体表标记：胸壁手术疤痕、腋窝切口疤痕、胸壁缺损或皮色改变的内、外侧边界放置铅丝进行标记，锁骨下或锁骨下 0.5cm 水平与胸壁缺损下 1cm 水平处进行标记，引流口标记。

2）治疗中心坐标点：中心点应置于照射部位中间，或疤痕附近体表相对平坦的位置，两侧激光标记置于体侧相对平坦无皱褶处。标记线需清晰准确，不宜过粗，定位标记点粘贴必须准确（图 5-15）。

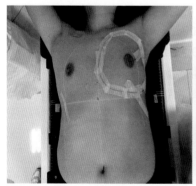 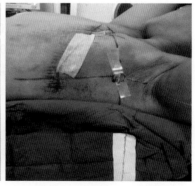

图 5-14　保乳术后定位　　　　图 5-15　改良根治术后定位
　　标记粘贴示意图　　　　　　　标记粘贴示意图

3）使用补偿物的患者，还应在医生指定的位置放置补偿物。补偿物的放置应紧贴皮肤，不留空隙。

4. CT 扫描

（1）CT 定位扫描前仔细阅读定位申请单，核对患者基本信息和固定模具上的信息，并在 CT 模拟机上建立患者的 CT 扫描定位资料档案。

（2）根据定位申请单要求，设定扫描范围。①保乳术后患者的定位 CT 扫描范围：应根据临床淋巴引流区是否需要照射确定扫描范围。通常上界在第 6 颈椎上缘，若需照射锁骨上野则上界应在第 2 颈椎上缘，下界在第 2 腰椎下缘。②根治术或改良根治术后（含假体植入）定位 CT 扫描范围：上界在第 2 颈椎上缘，下界在第 2 腰椎下缘。

（3）设定扫描范围时还应考虑到患者的呼吸运动幅度，上下界可外放 1 ~ 2cm，且需确保各定位参考点均在扫描范围内。

（4）选择扫描参数时，一般选择头先进，螺旋扫描。扫描层厚通常为 5mm，层间距 5mm，上界扫描的起始位参数是 5 的倍数；管电压 140kV；300 或 350mAs；考虑到扫描宽度需包括患者上举手臂，FOV 需放大至 600mm 左右。

（5）使用造影剂增强扫描时，造影剂的注射速率通常为（1.5 ~ 2.0）ml/s，总量为 80 ~ 100ml，延迟 42 ~ 44s 开始扫描。用量一般按体重计算，（1.5 ~ 2.0）ml/kg。

（6）需使用呼吸门控技术辅助治疗的患者，CT 扫描一般选择在患者深吸气屏气状态下进行扫描。主要通过深吸气屏气门控（DIBHG）技术或主动呼吸控制（ABC）技术辅助扫描，使用深吸气屏气门控技术需对患者进行 4DCT 扫描，而乳腺癌临床上常用的为主动呼吸控制技术（图 5-16）。

（7）对患者进行呼吸训练。放射治疗师语音提示进行吸气、呼气、深吸气屏气大于 20s、呼气，如此进入下个周期，反复训练。确保患者呼吸节奏稳定有规则后，根据工作站的呼吸波形设置屏气阈值。

（8）呼吸门控仪器准备完成后，辅助呼吸控制装置对患者进行摆位并标记。

（9）患者口含呼吸器自主观察屏幕，待呼吸波形稳定后进行深吸气屏气并按住手柄，屏气达到设定要求后进行定位 CT 扫描。若中途患者不能吸气可松开手柄进行呼吸。

　　5. 传输图像至工作站　扫描完成后仔细查看图像，确保定位标记点在同一层面，扫描范围包全医生要求的范围，图像质量良好等（图5-17），确保没有问题后将图像传至CT-Sim工作站，便于医师勾画靶区和危及器官。

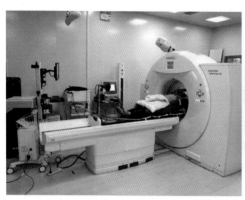
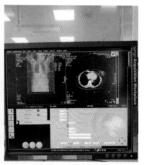

图5-16　主动呼吸控制下的定位CT扫描

图5-17　扫描完成后的
定位CT图像

　　6. 定位完成　待检查床降低取掉固定模具后再协助患者下床，以防患者坠床或跌倒。

　　告知患者固定模具的存放位置和注意事项，及标记线的保留方法和注意事项等。标记线不清楚不可自己随意描画应找医生描画。

　　告知患者洗浴的注意事项，可清水淋浴，不可用力搓洗定位部位的皮肤，禁止用香皂、爽身粉、香体露、护肤液及香水等物品。

　　进行增强扫描的患者定位完成后，需在候诊区休息片刻，确保无不良反应后方可离开。并嘱患者多饮水，促进造影剂排出。

体位验证

　　乳腺癌患者放射治疗前需进行复位验证，是乳腺癌放射治疗质量控制的重要组成部分之一。其目的是纠正患者的体位偏差，确认治疗坐标，以保证放射治疗的准确性，提高治疗效果。乳腺癌放射治疗体位验证包括 X 线模拟机复位验证和 CT 模拟机复位验证。

一、二维放疗计划复位

　　常规二维放疗患者计划并不运用三维放疗计划系统做计划，所以没有模拟机复位过程。通常直接在加速器上通过查看灯光野投射范围与体表标记范围是否一致进行验证（图 5-18）。

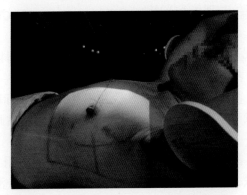

图 5-18　通过灯光野验证二维放疗患者体位

二、三维放疗计划复位

　　三维放疗计划通常会根据布野范围重新生成一个新的治疗摆位中心，计划系统会自动计算出相对于 CT 激光标记点的三维方向位移值。需根据计划生成的位移数据到 X 线模拟机或 CT 模拟机进行复位验证工作。

1. X 线模拟机复位验证

（1）根据申请单核对患者身份信息、模具信息、固定装置，并打开治疗计划。

（2）嘱患者脱去衣物、确保患者着装与定位 CT 时着装一致。协助患者上床进行摆位，确保患者体位与定位 CT 时一致。

（3）根据计划单进行移床并调整患者位置，使患者体表和模具上的标记线与激光灯完全重合。

（4）根据透视位置与 DRR 复位图进行复位验证。先进行 0° 正位验证，再行 90°（或 270°）侧位验证，必要时还可在 45°（或 315°）位上进一步核实。

（5）正位时，以椎体和肋骨作为参考。侧位时以椎体和胸骨作为参考（图 5-19）。若不匹配应通过调整治疗床位置使透视图像与 DRR 复位图像一致。

（6）正侧位匹配位置均一致后，重新标记出治疗摆位等中心的三个十字线。嘱患者不可洗掉标记线。

（7）按要求在纸质或信息系统中填写好复位记录。协助患者下床，交代后续治疗事宜。

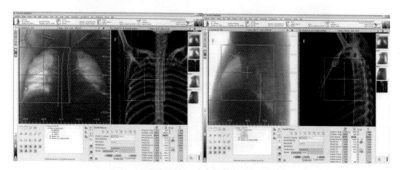

图 5-19　X 线模拟机透视验证示意图

2. CT 模拟机复位验证

（1）在 CT 模拟机控制电脑上打开患者的放疗计划。核对患者的身份信息无误。请患者进入治疗室，如本章相关内容所述对患者摆位。根据申请单核对患者身份信息、模具信息、固定装置。

（2）嘱患者脱去衣物、确保患者着装与定位时着装一致。协助患者上床进行摆位，确保患者体位与定位时一致。

（3）移动治疗床并调整患者位置，使患者体表和模具上的标记线与激光灯完全重合。

（4）以 PTV 为中心进行 CT 断层扫描得到重建图像后，与患者定位时的 CT 图像进行复位验证（图 5-20）。

（5）若误差在允许范围内，进入治疗室，在患者体表沿激光线描画十字线，并在定位模具上贴上胶带，沿激光线描画十字线。

（6）验证完成后，填写好复位记录。协助患者下床，并交代后续治疗事宜。

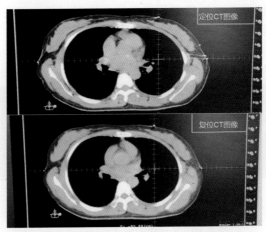

图 5-20　复位 CT 图像与定位 CT 图像对比验证

放疗实施

复位验证完成后，按计划正式进入治疗阶段。治疗实施的每次重复摆位的过程，是整个治疗计划成败的关键，所以要求放射治疗师每天都应谨慎认真地对待每一位患者的每一次治疗。

▎一、治疗实施前准备

1. 治疗实施前特别是首次治疗，放射治疗师应确保医生、物理师同时到场，并确认治疗单已经上级医生和物理师签字。评估患者情况良好后，根据治疗单核对患者身份信息和电脑治疗计划参数。

2. 患者身份信息核对。建议"双向核对"，由治疗师询问患者的姓名，患者回答自己姓名，确认患者身份信息。不能进行有效沟通的患者，由患者陪同人员进行身份信息核对。

3. 评估患者情况。包括病情、意识状况、自理能力、活动情况、心理状态、照射部位皮肤状况等。

4. 核对电脑治疗计划参数。包括患者姓名、年龄、影像号、诊断、机器型号、射线种类与能量、计划类型、照射部位、体位、射野剂量、照射次数、各种附件等。二维常规放疗需手工输入照射野各项参数并双人核对。

5. 患者着装准备。更换宽松棉质衣服；更换机房内防滑拖鞋；脱去假发；补偿物准备等。

6. 确认所有信息准确无误且患者已经准备完成，进行摆位治疗。

▎二、治疗摆位

治疗摆位是治疗实施的关键步骤，决定着每次治疗的效果，所以要求每位治疗师都应严格按照乳腺癌摆位操作步骤，认真执行摆位。摆位前治疗师需确保机架、光栏、六维床、床底座都应在复位归零状态。二维常规放疗摆位需根据治疗单调整乳腺托架各项参数，并将乳腺托架放于患侧一方的治疗床上。三维适形或调强放疗摆位则应提前核对固定模具姓名，检查真空垫是否漏气、发泡胶固定袋、热塑网膜有无变形等。辅助呼吸门控技术须提前将呼吸门控装置进行连接，并确保各种附件完好齐全。核对和准备工作完成后，双人利用激光线与患者体表标记线进行规范摆位，具体如下：

协助患者上治疗床后，嘱患者根据自己的感觉先找好位置，让身体与模具贴合，再根据放射治疗师的提示与协助进行调整，保证患者体位与模拟定位时一致。

双人利用激光线调整治疗床高度，确保激光线与患者体表标记线完全吻合。打开灯光野，移床将灯光野中心十字线对准体表标记中心"米"字线。

查看源皮距是否与治疗单一致，源皮距误差≤±1mm。

二维常规放疗摆位插入电子限光筒或铅挡块时，要保证电子筒或铅挡块卡好不会掉落；还需查看各射野灯光投射范围与体表标记范围的一致性，照射野各边界误差≤±2mm。

如有补偿物，需在医生指定的位置放置补偿物。放置补偿物时需紧贴患者皮肤，没有空隙，并确保不会滑落（图5-21）。

完成摆位后，需在机房内预旋转机架一周。预转机架时，放射治疗师必须站在与机头同一侧的治疗床边旋转机架，预防视野盲区碰撞患者、治疗床或呼吸门控装置，保证放射治疗的安全实施。

摆位的同时应多与患者沟通交流，缓解患者紧张情绪，让患者尽量配合摆位，并保持

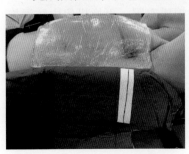

图5-21　补偿物放置示意图

治疗体位。摆位完成后，放射治疗师应给患者盖上薄被或衣物，保暖并保护患者隐私。出机房时放射治疗师应走在最后，确保所有人员都出机房后，再关闭治疗机房的屏蔽门。出机房后，双人再次核对患者信息、放疗计划及照射野参数等，核对无误后，进行治疗。

三、治疗前体位验证

乳腺癌患者的体位易受乳腺形状、大小和配合度等多种因素影响，治疗摆位的难度较大，所以治疗前的体位影像验证成为三维适形或调强放疗必不可少的工作内容。乳腺癌放疗患者的体位验证方式主要有 EPID 验证、扫描 CBCT 图像验证和光学表面成像验证等。

1. EPID 验证

（1）对患者进行摆位，确保患者体位与定位时一致，使治疗中心应与激光灯十字线重合。

（2）在图像引导系统中打开患者计划，选择 EPID 验证模式。选择合适的拍片技术参数，拍摄正侧位 EPID 图像。

（3）用控制器调整 EPID 板至设定位置。

（4）在机架角为 0° 时，拍摄正位电子射野验证片。然后旋转机架至 90° 方向拍摄侧位验证片。

（5）以验证片内的骨性标志作为图像配准的参考标记与数字重建影像（DRR）进行配准。正位片配准：以脊柱和肋骨外沿作为参考进行左右和头脚方向的配准；侧位片配准：以胸骨外沿、肋骨以及脊柱作为参考进行深度和前后方向的配准（图 5-22）。

（6）配准完成得到医生认可后，根据配准结果调整治疗床至准确位置。

（7）使用控制器收回 EPID 板，对患者进行治疗实施。

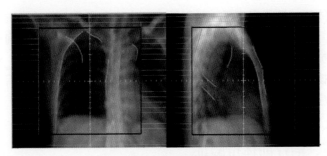

图 5-22　EPID 图像验证

2. CBCT 图像验证

（1）打开患者计划并核对患者姓名、影像号等信息，导入参考图像信息至图像引导系统中。

（2）首次治疗时需设置电压电流参数、扫描范围、重建层数、感兴趣区域、等中心参考点以及配准方式等信息。

（3）电压：120 ~ 140kV；电流：100 ~ 220mA。

（4）配准方式：灰度配准。

（5）勾画感兴趣区域时需确保包全所有靶区和危及器官，还应包及靶区附近骨性标记或椎体作为参考。

（6）乳腺癌等中心点的设定，通常以勾画的感兴趣区域中心为等中心参考点或以治疗靶区中心为等中心参考点。

（7）调整 KV 球管和探测板位置至预设扫描位置，并根据 CBCT 扫描模式更换准直器和滤线器。

（8）扫描完成后，根据患者实时 CBCT 图像和计划 CT 图像进行配准。主要步骤如下：

1）查看感兴趣区域，确保包全所有靶区。

2）先采用灰度配准进行自动配准，再以靶区为主结合骨性标记作为参考的方法，查看靶区所在各个层面，进行手动调整。配准时主要查看射野中心切肺厚度和乳腺外轮廓厚度（图 5-23）。

3）若是有银夹的保乳患者应以银夹作为主要参考进行配准。

4）确保配准误差小于 2mm，旋转角度小于 2°，则验证通过；若超出误差范围则需重新进行摆位并验证。

5）根据配准误差结果进行移床纠正误差。

6）同时还应根据配准误差结果，给患者制定 CBCT 的验证频率，建议前 3 次每次均行 CBCT 验证，若误差在容许范围内，之后每星期行 1～2 次验证即可。

7）配准完成后，特别是首次治疗，必须得到医生认可后，方可根据三维（或六维）方向的误差调整治疗床位置进行治疗实施。

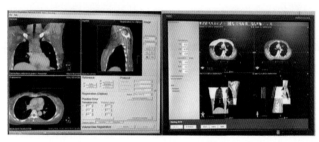

图 5-23　CBCT 图像验证

3. 光学表面成像验证与监测

（1）协助患者上床并进行摆位，确保患者体位与定位 CT 时一致。使患者体表和模具上的标记线与激光灯完全重合。

（2）首次治疗时需先行 CBCT 验证纠正误差，再通过摄像头获取患者体表散射光经计算机重建形成表面轮廓影像。

（3）后续治疗时，根据激光等中心预摆位，再通过摄像头获取患者实时体表影像，系统根据实时体表影像与第一次体表影像进行配准，生成摆位偏差移床数据，纠正治疗床位置。

（4）移床完成后进行 CBCT 配准验证。

（5）当 CBCT 配准误差在允许范围内，对患者进行治疗实施，并利用光学表面系统检测患者分次内的误差。当分次内运动误差超出预设范围后，加速器停止出束，恢复到范围内后加速器继续治疗（图 5-24）。

（6）当 CBCT 配准误差超出允许范围后，需先根据 CBCT 配准误差纠正治疗床位置，再次拍摄患者体表影像并记录，再行 CBCT 配准验证，使表面影像位置归零后，对患者进行治疗，并监测患者分次内的误差。

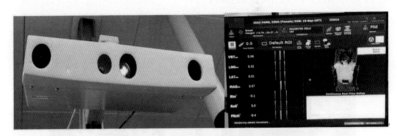

图 5-24　光学表面成像验证与监测

（7）在治疗实施前需进行体位验证，特别是首次治疗，验证完成后必须得到医生认可，方可调整治疗床位置来纠正患者的体位偏差，进行治疗实施。

四、治疗实施

治疗实施是放射治疗流程的最终环节，更是放射治疗成败的关键，要求放射治疗师严格按流程和规范认真谨慎地执行每一次治疗。乳腺癌治疗实施通常分为二维常规放疗的实施和三维适形或调强放疗的实施。

1. 二维常规放疗实施

（1）根据治疗单信息手动输入各项治疗参数（包括选择能量、跳数、面积、时间、动态滤板角度等），或调取照射部位对应的治疗野计划并核对。

（2）完成摆位后查看内外切线野的野灯投射范围与体表标记范围一致，照射野各边界误差 ≤ ±2mm。

（3）出机房后查看监视器，确保患者无移动或其他特殊情况后，即可对患者进行开机治疗。

（4）该治疗野完成治疗后，再次输入下一个照射野的各项治疗参数，或调取下一个照射野对应的治疗计划。

（5）核对无误后再次进入机房，机架回零查看激光线与患者体表标记线的一致性，确保患者治疗过程体位没有移动后，再进行下个照射野的摆位和治疗。

（6）使用楔形板时，需注意楔形板的角度和方向；如需转床，加楔形枕或填充物等，都应按医嘱准确执行。

（7）使用适形挡铅时，则需在插入托架后放入适形挡铅，然后再查看野灯投射范围与体表标记范围是否一致。

（8）锁骨上野和内乳野电子线治疗时，则应依据医嘱插入托架及规定的电子限光筒后，放入正确的电子线铅块，并确保铅块方向正确，调整治疗床高度至源皮距为 100cm，使野灯投射范围与电子线野体表标记范围一致（图 5-25）。部分照射部位无法达到 100cm，应以不压迫患者为宜。

（9）出机房后查看监视器，确保患者无移动或其他特殊情况后，即可对患者进行开机治疗。

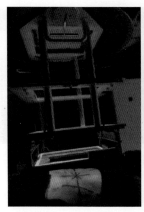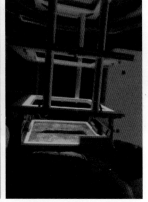

图 5-25　电子线野照射，野灯投射范围与体表标记范围一致

2. 三维调强放疗实施

（1）摆位完成和体位验证后，需再次核对治疗计划，确保各项参数均正确（包括患者姓名、病案号、照射次数、野数、跳数及各项治疗参数）。

（2）观察监视器患者无移动或其他特殊情况后，即可对患者进行开机治疗。

（3）辅助主动呼吸控制治疗的需查看患者呼吸波形，待患者呼吸波形稳定后，通过语音对讲装置提示患者进行深吸气屏气，同时按下治疗键。

（4）患者深吸气屏气达到预设范围后加速器开始治疗。预设屏气时间结束后，Response 系统自动进行反馈，加速器结束治疗。若患者屏气过程中感觉不能呼吸，可以按下手中控制按钮进行自主呼吸（图 5-26）。

（5）提示患者稍作休息，待呼吸波形稳定后，再次提示患者进行深吸气屏气治疗，如此重复直到完成治疗。

（6）治疗过程中需全程密切观察患者状况及机器运转情况，如有意外，应立即停止治疗并予以及时处理。

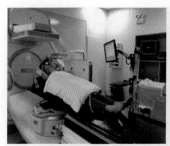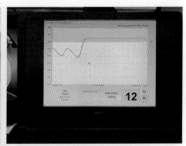

图 5-26　主动呼吸门控治疗

治疗摆位及实施过程中应注意保护患者隐私，与治疗无关人员不可随意出入治疗室和观看监视器。治疗结束后将治疗床降至最低位置，搀扶患者下治疗床，穿好衣物，放置好模具后，嘱患者在休息室休息片刻，没有特别不适方可离开。

（孙　丽　马玉家　向　阳　朱延东　李金凯　竺　铭）

推荐阅读资料

[1] 何侠，冯平柏，查文武，等.肿瘤放射治疗学.北京：人民卫生出版社，2016：392-404.

[2] 林承光，翟福山.放射治疗技术学.北京：人民卫生出版社，2016：173-180.

[3] 全国卫生专业技术资格考试用书编写专家委员会.肿瘤放射治疗技术.北京：人民卫生出版社，2017：219-222.

[4] 殷蔚伯，余子豪，徐国镇，等.肿瘤放射治疗学.4版.北京：中国协和医科大学出版社，2008.

[5] 钟仁明，叶程伟，李丽琴，等.光学表面成像系统在ABC放疗患者作用探讨.中华放射肿瘤学杂志，2018，1(27)：89-93.

[6] CHAO CLIFFOR K S, 何侠.实用肿瘤调强放射治疗.天津：天津科技翻译出版有限公司，2015：10.

第六章

直肠癌放射治疗技术操作规范

 概述

　　直肠癌是指从齿状线至直肠乙状结肠交界处之间的癌，是消化道最常见的恶性肿瘤之一。中国结直肠癌发病率在恶性肿瘤的排名男性为第 5 位，女性为第 3 位。发病的危险性在 40 岁以后开始增长，到 50～55 岁达到发病高峰。近年来，由于生活水平的提高，直肠癌在我国的发病率有上升的趋势。

一、直肠癌的应用解剖

　　直肠为大肠的终末端，下界由齿状线与肛管分界，上界在相当于第 3 骶椎水平与乙状结肠相连，长度约为 12～15cm。按发病部位可分为低、中、高位直肠癌，分别距齿状线 5cm 内、5～10cm、10～15cm（图 6-1）。

　　直肠的淋巴引流分为上下两组：齿状线以上的直肠淋巴为上组，以下为下组，上组的淋巴引流分为三个方向：①向上沿直肠上动脉引流至肠系膜下动脉和腹主动脉旁淋巴结；②向两侧经直肠下动脉延伸至骶前淋巴结；③向下可至肛提肌上淋巴结或穿过肛提肌至坐骨直肠窝淋巴结，然后沿肛内血管至髂内淋巴结。齿状线以下的下组淋巴经会阴引流至双侧腹股沟淋巴结。

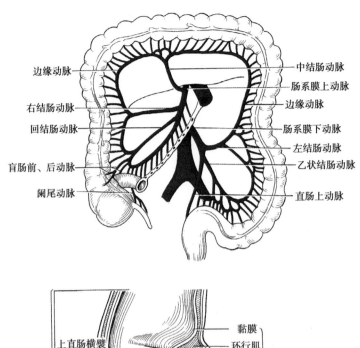

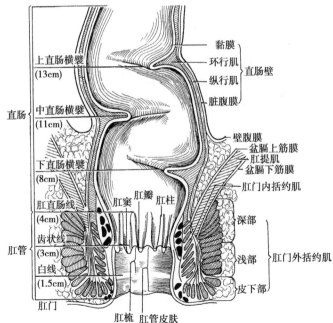

图6-1 结、直肠结构图

二、直肠癌的治疗方式

直肠癌的治疗主要依据临床分期，手术是直肠癌根治性的治疗手段。对于Ⅰ期直肠癌，单纯根治性手术即可获得较满意的长期生存率，术后无须其他治疗。如果Ⅰ期直肠肿瘤距离肛门缘较近，可行肿瘤局部切除手术联合放射治疗，在保留肛门的同时，可以获得与根治性手术相同的疗效。对于Ⅱ～Ⅲ期的直肠癌，采用术前化放疗序贯手术，可明显降低局部复发率，提高长期生存率。对于局部晚期不可手术切除的直肠癌，通过术前同步放化疗，可使部分患者得到手术的机会，而对放疗后无法切除的患者，同步放化疗也可以缓解症状，达到姑息治疗的目的。放射治疗已成为直肠癌的重要治疗方式。

 第二节 **放疗前宣教**

一、直肠癌放射治疗的不良反应

1. **放射性直肠炎** 放疗后期可能会出现腹痛、黏液血便、肛门坠痛、水样腹泻、里急后重等症状，可找主管医生对症处理。

2. **皮肤的不良反应** 放射部位的皮肤可能会出现瘙痒、红斑、脱皮、肛门口周围黏膜及皮肤破损等症状，嘱患者勤修剪指甲、勤洗手，避免手指抓搔局部皮肤。若出现肛周皮肤黏膜破损，应及时告诉主管医生，切忌私自处理。

3. **泌尿道不良反应** 表现为膀胱炎，可能会出现尿急、尿频、尿痛等尿路感染的症状。

4. **骨髓抑制** 可能会出现白细胞减少、血小板减少、贫血等症状，应定期检查，注意监测血常规，以得到及时的对症治疗。

▌二、饮食指导

1. 以高蛋白、高维生素、低脂、易消化的食物为主。如适当增加瘦肉、新鲜蔬菜水果等，以保证放疗期间的营养需求。少吃易使胃肠胀气的食物，如牛奶、豆类以及碳酸饮料等。

2. 放疗中出现腹泻时，要以少渣、清淡饮食为主，少食油腻食物。

3. 进食不易过快、过猛、过烫；忌辛辣刺激及油炸、烟熏、腌腊食品；禁止抽烟、喝酒。

4. 注意饮食卫生，防止肠道感染。

▌三、放射治疗的注意事项

放射治疗期间，放射治疗师应积极给予患者适当的心理支持和心理安抚，多沟通有利于缓解患者的紧张情绪，特别是放射治疗的初期，由于患者对放射治疗了解的局限性，治疗师的安抚可以大大舒缓患者及家属的焦虑、抑郁等负面情绪，提高患者的就医依从性。

1. 简单介绍放射治疗的流程和注意事项 可通过一对一的谈话告知、宣教小手册、视频、集中现场小讲课等形式。

2. 饮食 嘱咐患者在治疗期间应注意饮食结构，加强营养，确保身体各项指标满足放疗的要求。

3. 初次治疗前放射治疗师应详细告知患者下述事项

（1）保持体位稳定的重要性：在治疗过程中应保持呼吸平稳，身体放松，不随意移动。

（2）体表上的标记线及贴膜要保持清晰、完整，如标记线不清晰或贴膜有卷边脱落现象，务必找主管医生处理，切勿自行处理。

（3）放疗期间的着装注意事项：外衣应保暖、宽松易于脱穿；贴身上衣薄而略紧身，内裤则应选择柔软、略宽大、吸湿性较强的薄棉织品，且不得有金属等异物。

（4）特殊医嘱的重要性，以保证在整个疗程中的各阶段能保持一致，如膀胱、直肠的管理。

（5）告知在放疗各流程中用于身份识别、核对、时间预约的相关凭证的使用方法。

（6）将体位辅助固定模具放在指定位置并妥善保管。

（7）在放疗期间如有任何不适症状，应及时与主管医生沟通。

（8）疗程即将结束前，应与主管医生沟通，咨询后续治疗及随访事宜。

（9）治疗时出现身体不适或需要其他帮助时，可使用报警铃或肢体动作示意，以确保治疗中的安全。

（10）发生意外情况（如机器故障、停电等）时，不可自行起身下床。

（11）机房内应保持整洁、明亮，有条件的可通过播放轻柔的音乐缓解患者的紧张情绪。

第三节 体位固定

一、体位及固定方式的选择

（一）体位

直肠癌放射治疗的体位通常有仰卧位和俯卧位两种。

1. **仰卧位**　可根据靶区照射范围选择双臂置于胸前或双臂上举。①双臂置于胸前：双手交叉置于胸前，适用于靶区范围仅局限于盆腔的肿瘤患者，舒适度好，通常作为直肠癌体位固定的首选。②双臂上举：双臂抱肘置于额头或双臂置于手臂固定架上，可更方便布野，避免双臂不必要的受照，适用于肿瘤靶区范围涉及腹腔淋巴引流区的患者。

2. 俯卧位　　能减少周围正常组织的受量，满足临床靶区剂量的分布要求，以及患者自身的一些特殊情况和设备的局限性。但在舒适度、稳定性及重复性方面比仰卧位差。

（二）体位固定方式的选择

1. 仰卧位　　通常有真空负压垫、发泡胶、热软化塑形垫、手臂固定架、体板、一体式多功能固定架等。

2. 俯卧位　　通常有盆腔专用固定架、真空负压垫、发泡胶、热软化塑形垫等。

二、体位固定实施

（一）体位固定模具制作前准备工作

1. 根据医嘱嘱咐患者做好膀胱、直肠准备及人工造瘘的清洁工作。

2. 核对患者的身份信息，认真阅读申请单的体位固定要求。

3. 在制作固定装置前，技师须与患者阐明制作的目的和作用，介绍制作过程以及需要注意的事项。

4. 嘱患者去除皮带、钥匙扣等物品，脱去外衣外裤，保留内衣内裤，充分暴露肿瘤照射部位。

（二）固定模具制作

1. 单独使用真空负压垫固定

（1）简介：在直肠癌的放射治疗中，用已检测合格的真空负压垫对照射部位进行塑形固定，除了对照射部位进行固定外，还可通过对双下肢的单独固定来加强固定效果，以此减少患者双下肢内旋、外展引起的误差（图 6-2）。

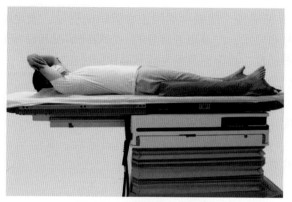

图 6-2 双下肢真空垫固定

（2）固定装置的制作流程及步骤

1）将已检测合格的真空负压垫平铺于模拟定位机床面或其它硬质床面上，利用激光线使真空负压垫置于床面的中间，没有安装激光灯的则可通过目测来确定。

2）将真空负压垫的气阀门接口与气泵连接进行预抽气，使其达到便于初步塑形的硬度。

3）协助患者坐于已预抽气的真空负压垫上，坐的位置可根据患者的身高、固定部位及放射治疗技师的经验进行预估，坐正后再扶其慢慢躺下，嘱患者自然放松仰卧或俯卧于真空垫内。

4）仰卧位时可根据患者身体状况的需求，给予合适的头枕。根据布野需求让患者双臂置于胸前，或双臂上举。俯卧位时则可让患者双臂交叉置于额下。

5）根据病变范围通过激光线微调患者的身体，确保其身体的纵轴线要呈一条直线且与激光线平行。确保身体的左右两侧在同一水平面，避免一边高一边低而引起身体的左右旋转，尽量保证患者体位的正、直、平。

6）预塑形：将患者身体两侧的真空负压垫折叠，并向患者身体的空隙处轻轻推挤、填塞，使负压垫与患者的身体轮廓贴合。若仅对双下肢进行固定，应先将双腿之间的真空负压垫堆积垫高，再分别将双下肢两侧的真空负压垫折叠。

7）继续抽气，同时对真空负压垫局部进行按压、修整塑形，等待其变硬完成塑形。

8）在真空负压垫上标记患者姓名、病历号、制作日期等相关信息。

2. 单独使用发泡胶固定

（1）单独使用发泡胶固定法简介：将两种主要成分为MDI聚合物和聚醚多元醇的化学物质充分混合反应，待其主动发泡膨胀填充腹、盆部空隙，发泡后固化形成的聚氨酯泡沫垫，能对照射部位实现个体化固定（图6-3）。

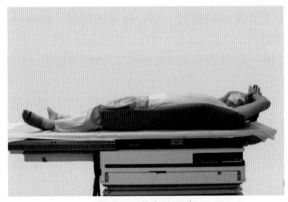

图6-3　发泡胶固定

（2）固定装置的制作流程及步骤

1）将腹、盆腔需照射部位的外轮廓模板及挡板置于模拟定位机或其他硬质平面床板上，并平铺上配套规格的防水布袋，在患者背部的布袋内预置泡沫块利于发泡，布袋两侧可借助夹子固定在挡板两侧。

2）协助患者平躺并确保需要固定的部位在防水布袋上，头部给予合适的头枕，微调患者体位以达到固定的要求，记住大概位置后让患者离开防水布袋。

3）将 A、B 两种化学物质充分混合 5～10s 后，均匀倒入防水布袋内，隔着布袋将混合液迅速抹平，使其布满整个布袋，等待发泡胶发泡、膨胀。

4）发泡胶发泡膨胀后让患者躺回防水布袋上，并利用激光协助微调其体位，两腿间放置一长圆形物体，对两腿进行塑形。等待发泡胶继续膨胀，填充人体所需固定部位的间隙，完成主动塑形。

5）待反应完全后，用裁纸刀对其修整，得到所需的聚氨酯泡沫模具。

6）如果聚氨酯泡沫模具的两侧包裹患者身体太多，影响患者体表标记线时，则可对模具两侧进行适当切割。

7）在制作完成的模具上标记患者的姓名、病历号、制作日期等相关信息。

3. 体板 + 体部真空垫 / 发泡胶 + 体部热塑膜 + 足踝部真空垫联合固定

（1）简介：体板或多功能体架适配真空负压垫（或发泡胶）后，再以体部热塑膜加以固定，同时足踝部加以真空负压垫固定，以减少患者放射治疗中的不自主位移（图 6-4）。

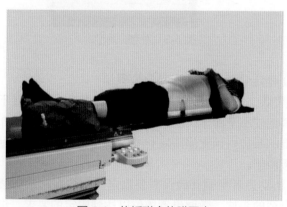

图 6-4　体板联合体膜固定

（2）固定装置的制作流程及步骤

1）将体板置于模拟定位机的床上，用适配条固定于床面上或通过激光灯调整体板，使其与床面的纵轴保持一致。

2）真空垫／发泡胶的准备工作同前。

3）患者头部给予合适形号的头枕，双臂上举给予臂部支撑或双手抱肘置于额头，两肩放松，膝部可给予固定垫支撑，有利于患者腰腹部放松。

4）利用激光灯微调患者体位，使其体中线与床的纵轴一致。如在 X 线模拟定位机下制作，可在透视下调整患者的胸、腰、骶椎呈一线。

5）真空负压垫及发泡胶的制作步骤同前。

6）将体部热塑膜放入恒温水箱或电烤箱内软化至透明，用夹子取出后用手握住两侧边框，甩去并用干毛巾吸去多余水分。用手背试温后迅速将膜的中线置于患者的体中线，两名放射治疗技师分别持膜的两侧边框，向患者身体的后方均匀用力拉伸，按入身体两侧体板的固定孔或卡槽内，再扣上两腿间的卡扣。

7）轻按热塑体膜塑形，等待足够时间，期间可借助冷毛巾或冰块加速膜的冷却。

8）记录固定的各相关参数，分别对真空负压垫或发泡胶、体部热塑膜标记患者相关信息。

4. 体板＋热软化塑形垫＋体部热塑膜＋足踝部真空垫联合固定

（1）简介：使用热软化塑形垫替代真空负压垫联合体板、联合体部热塑膜固定的实施，同时足踝部加以真空负压垫固定，以减少患者放射治疗中的不自主位移。

（2）固定装置的制作流程及步骤

1）体板通过适配条固定于模拟定位机的床面上，或利用激光线将体板置于硬质平面床板的中间。

2）将加热后充分软化的热软化塑形垫，放置于已安装好适配条的体板上，选择合适的头枕，协助患者平躺于热软化塑形垫上。

3）不断推挤塑形垫内的粒子，使其充分填充患者的腹盆部间隙，等待冷却塑形。冷却过程中可借助辅助固定带帮助持续塑形。

4）待热软化塑形垫充分冷却塑形后，去除辅助固定带，如需对塑形垫进行小范围调整，则可以用热风枪进行局部加热软化后重新塑形。

5）进行体部热塑膜制作。步骤同体板、真空负压垫（或发泡胶）、体部热塑膜联合固定的实施制作步骤。

6）对塑形完成的体部热塑膜和热软化塑形垫分别标识患者的姓名、病历号、制作日期等相关信息。

5. 盆腔专用固定架固定

（1）简介：盆腔专用固定架主要用于宫颈癌、直肠癌等盆腔肿瘤的体位固定。分一体式和分体式两种，其共同点是体架的腹盆腔部位有大小不同规格的镂空垫。患者取俯卧位，下腹部位于镂空处，有利于小肠自然下垂，减少其受照剂量。固定架可以单独使用，也可以配合体部热塑膜进行固定（图6-5）。

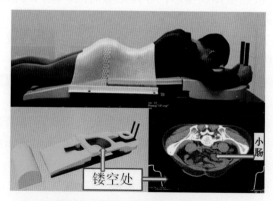

图 6-5　盆腔专用架联合体膜固定

（2）固定装置的制作流程及步骤

1）盆腔专用固定架通过适配条固定于模拟定位机的床面

上，根据患者体型选择合适规格的镂空垫。若为分体式固定架，则需根据患者身高调节固定架前后段距离。

2）患者俯卧于盆腔专用固定架上，双手抱住固定架前端或手握固定杆，面部置于固定架前段的预留凹槽内，腹盆部位于固定架镂空处。

3）核对固定架两侧刻度，通过激光线调整患者体位，使其身体纵轴线与激光线成一直线。

4）如需配合热塑膜固定的，制作方法及步骤同前。

5）记录固定架的各相关参数，对体部热塑膜标记患者相关信息。

▌ 三、注意事项

1. 实施体位固定前应充分暴露肿瘤靶区部位，并在整个治疗过程中始终保持一致。

2. 由于直肠癌患者解剖位置的特殊性，对于需要保持膀胱充盈度一致性的患者，做好宣教以及管理训练工作。对于直肠癌造瘘患者嘱其固定实施前将造瘘袋清理干净，若用盆腔专用固定架则需将造瘘袋置于固定架镂空处。

3. 真空负压垫、发泡胶、热软化塑形垫制作完成后应注意检查与适配条是否匹配。

4. 热塑体膜制作时尽量将体表轮廓和骨性标志如脐、外阴、肋弓、髂嵴等进行塑形，便于摆位过程中的体位重复。

5. 使用热塑体膜固定时，卡扣固定顺序每次都应保持一致，以减少其对患者身体牵拉造成的误差。

6. 双下肢真空负压垫的固定制作时，需将患者双足根部包裹完整，使真空负压垫对其形成良好的承托，避免患者双下肢的旋转造成误差。

7. 真空负压垫需妥善保存，避免重压变形及锐利物品刺破漏气。

模拟定位

一、模拟定位前的准备

（一）设备准备

1. 机房环境 ①查看机房内的温度和湿度并保证维持在规定范围内，通常控制在室温 18 ~ 22℃，湿度 50% ~ 70%；②检测新风、排风系统的运行正常。

2. 机器准备 ①按流程开机后做好必要的预热工作；②按质控要求定期做好检测，确保各项参数指标符合规定；③定期做好备份和清理工作。

3. 激光定位系统准备 ①开启激光灯，检查并确保两侧激光线重合及激光灯移动正常；②定期做好质控，确保激光灯与扫描平面的准确性。

4. 高压注射器准备 ①开启电源使之处于备用状态；②使用时插入高压注射器针筒，确保使用时触摸屏不报错，无死机、失灵等现象；③定期做好设备的清洁保养工作。

5. 标记用品准备 标记点、画线笔、医用橡皮膏、纹身设备等。

6. 急救设备和药品的准备 护士负责管理，确保急救设备的状态良好及药品齐全并在有效期内。

7. 放射防护装置准备 开启辐射装置报警仪，确保辐射防护用品齐全、状态完好。

（二）患者准备

1. 信息核对 ①患者的信息：姓名、性别、年龄、病历号等。②定位申请单：体位及辅助固定装置、扫描部位及范围、平扫或增强扫描等。特别是医生不在现场的，必须仔细阅读定位申请单及扫描部位的示意图；原则上增强扫描时，医生应在现场，以防止造影剂导致过敏时不能及时抢救。

2. 简单介绍定位的流程和注意事项，帮助患者消除紧张、恐惧心理，得到患者积极主动的配合。MRI 定位注意更换病员服，避免携带金属制品。

3. 根据医嘱对需增强扫描的患者及家属询问过敏史、糖尿病、严重甲亢、肾功能等情况，严格控制禁忌证，并嘱家属或患者签署特殊检查知情同意书。

4. 询问患者有关肠道和膀胱遵循医嘱管理的执行情况，有造瘘袋的患者嘱提前做好清洁工作。

（三）体位辅助固定装置准备

根据医嘱及已制作完成的辅助固定装置，完成准备工作。

二、常规模拟机定位

（一）直肠癌前后对穿源皮距照射定位方法

1. 体位固定　患者仰卧于真空气垫上，枕合适型号的头枕，双手置于胸前。

2. 调整床高　调节治疗床位置把照射野中心放在患者盆腔的部位，对好源皮距 100cm。

3. 确定射野边界　透视下按医嘱界定射野的上、下、左、右界，在患者皮肤上根据射野灯所示范围画出照射野及需铅挡保护的范围。

4. 记录治疗参数　记录患者各照射野大小、体厚等治疗参数。

5. 让患者翻身俯卧定后野，方法同前。

（二）直肠癌三野、四野照射定位步骤及方法

1. 体位固定。根据医嘱及患者的自身情况选择仰卧或俯卧位，按已定制的个体化固定方式给予固定。

2. 调整床高。调整床面高度及水平位置使两侧水平线激光灯位于患者体厚 1/2 处。专用盆腔固定架的患者可通过纵轴激光线调整患者的体位与其一致。

3. X 线透视下确定患者盆腔正中位。检查模拟机机架角度

及准直器角度是否归零，X线透视观察患者骨盆位置是否端正，调整床的左右水平位置，使"#"字形野中Y轴移至患者耻骨联合处，必要时应调整患者腿部上下位置及身体位置。

4. 通常先确定两水平野的照射范围，然后再转机架至0°或180°调整前后野的照射野面积。

5. 通过各射野的源皮距及床高计算各野的深度。

6. 在患者体表画上标记线并拍摄定位片以备制作铅挡或设置多叶准直器。

7. 体位描述及各参数的记录。各照射野面积、深度、机架角度、准直器角度及垂直源皮距等。

三、CT 模拟机定位

CT模拟机定位的流程包括体位确定和固定、建立原始坐标系、图像采集、重建和传输等步骤。CT模拟定位过程如下：

1. 录入患者信息　姓名、年龄、性别、病历号等。

2. 体位固定

（1）嘱患者脱去外衣并检查扫描范围内是否有金属物件，着装与辅助固定装置制作时保持一致，以充分暴露照射范围为准则。

（2）根据定位申请单的要求给患者进行体位的实施和固定，若需膀胱管理、手术疤痕及肛门做铅点标记的需在体位固定前完成。

（3）如需增强扫描，让护士准备好造影剂、预置留置针后再实施最后的体位固定。

3. 画标记线，贴标记点

（1）在患者的体表及固定模具上画标记线：通常体表标记线应选择标记在皮肤较紧实、平整、易重复的位置；Y轴的线可画得偏长一些，可更好地保证纵轴的重复性。

（2）贴标记：尽可能贴的精准。

（3）如为实时 CT 模拟定位（绝对坐标标记法）则为先扫描再画标记线，无须贴标记点。

（4）扫描定位：根据常规扫描范围或按医嘱要求分别进行定位像和断层的扫描，如增强扫描则应密切注意患者的反应以便及时处理（图 6-6）。

（5）图像审查：扫描完成后翻看有定位标记点显影的层面，确保标记点在同一层面；查看扫描范围、图像质量、增强效果等是否符合要求（图 6-7）。

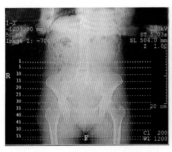 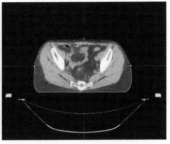

　　图 6-6　CT 定位像　　　　　图 6-7　标记点层面

（6）参数记录：读并记录辅助固定架、人体与固定架或体膜、固定架与床等之间的参数。

（7）图像上传：上传至云或指定的服务器，可根据需要设定自动或手动上传的方式。

四、MRI 模拟机定位

目前临床上 MRI 模拟机定位技术主要用于与 CT 图像的融合，即先分别对患者行 CT、MRI 模拟定位扫描，在 MRI 图像上勾画靶区和危及器官，再将两者融合，在 CT 图像上进行计划设计。相较于影像诊断用的 MRI，大孔径的放疗模拟定位专用MRI 具有专业的放疗床板和适合放疗体位固定的线圈，更能满足患者体位固定的要求。由于膀胱、直肠每天的变化较大，临床上真正将此技术用于直肠癌模拟定位的并不多。

（一）MRI 模拟定位前准备

1. 核对患者信息并与患者确定体表及体内有无 MRI 扫描禁忌物，如患者体内含有金属植入物、金属内固定、心脏起搏器、助听器、电子耳蜗、金属节育环等均不能进行 MRI 扫描。有条件的单位可在定位室门外装上探测器。

2. 向患者介绍 MRI 定位的目的和过程，以便得到更好的配合。

3. 如需 MRI 增强扫描，应向患者说明使用 MRI 增强扫描对比剂的注意事项，并签署知情同意书。

（二）MRI 模拟定位的步骤

1. 在 MRI 操作系统中输入患者信息，对患者进行建档。

2. 按 CT 模拟定位时的要求给患者做好体位固定。

3. 利用外置激光调整患者的体位，使其与 CT 模拟定位时一致。MRI 扫描时噪音较大，需对患者做适当的声音屏蔽保护工作。

4. 放置 MRI 体部线圈并适当调整其放置高度，使得线圈尽可能贴近人体，但又不会接触到人体轮廓（图 6-8）。

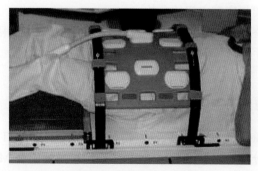

图 6-8　体部线圈示意图

5. 利用激光定位系统，将患者送入磁体中心。随后关闭高压注射器显示界面，使其处于息屏状态。

6. 确认患者安全后，返回操作室，并关闭扫描间内的外置激光系统。

7. 获取患者扫描部位的定位像（冠状面、横断面、矢状面），一般将定位像 FOV 开到 MRI 机器允许的最大范围，方便后续定位。

8. 根据医嘱在三个断面的定位像上设置扫描范围，并把扫描框中心放置于三个断面上的人体几何中心位置；设置 MRI 的扫描参数后执行扫描。

9. 扫描结束，检查确认重建后的图像上传保存。

 体位验证

一、二维模拟定位机验证

利用二维模拟定位机与放射治疗机具有完全相同机械、几何等参数，并可以实现透视、拍片等功能，来进行治疗坐标的确认和标记。也可直接在治疗机上实施，通过胶片、EPID 或 CBCT 验证，但没有 X 线模拟机来得直观、方便。

X 线模拟机验证流程如下：

1. 在 X 线模拟机的控制电脑上打开患者的放疗计划，核对患者的身份信息。

2. 按 CT 模拟定位时的体位固定要求做好准备，嘱患者脱去衣物后协助其躺下并给予 CT 模拟定位时相同的体位和固定。

3. 移动治疗床，使 X 方向激光灯（左右方向）与 CT 模拟定位时在固定装置上标记的刻度线重合；调整患者位置，使 X、Y、Z 方向激光灯分别与患者身上的标记线重合；如有体膜固定的则应扣上体膜固定后，再移动治疗床使标记线与激光线重合。

4. 按照放疗计划单上的移床值移动治疗床到达治疗坐标

位置。

5. 回到操作间,将模拟机机架分别置于 0°和 90°,拍摄正侧位 X 线平片,并与主管医生一起将拍摄图片分别与 DRR 正、侧位片进行匹配。

6. 匹配符合要求后在定位模具上贴胶带画标记线。若摆位误差超出允许范围,则应查找原因并加以校正。

7. 记录新坐标的各参数,如源皮距或床高、体架刻度等。

二、CT 模拟定位机验证

1. 绝对坐标定位法的验证 如 CT 模拟定位时采用绝对坐标定位法,可在激光定位系统移到等中心位置后,直接在患者体表或固定膜上标记等中心点后直接扫描验证。

2. 相对坐标定位法的验证

(1)摆位使激光灯与 CT 定位相对坐标原点重合:摆位时与 CT 定位时要求一致,包括核对患者和固定装置信息、患者体位等。激光定位灯应先回到零点,再将其与 CT 定位时的相对坐标原点对齐。

(2)移床和激光灯至等中心点:按放疗计划单上的移床参数通过移床或移动激光灯,找到计划等中心点。

(3)扫描图像并验证:将该等中心层面贴上定位标记后移至 CT 扫描层面进行扫描,核对扫描图像与放疗计划单上的等中心层面是否一致。如果不一致则查找原因,常见的有患者的标记线不准确、摆位不够准确以及等中心层面图像打印错误等。

(4)标记治疗中心:复位图像与计划等中心层面一致后,在患者固定膜和体表上标记治疗等中心点。

(5)记录更新后的各参数。

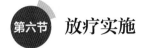

放疗实施

放疗计划的实施过程中，必须严格按照流程规定，做到规范化操作，严格执行双人摆位、双人核对。

一、治疗前治疗中心的验证

治疗实施前治疗中心的验证，特别是第一次治疗前的验证非常重要，必须确保治疗机上的中心位置与计划中的相符，并由主管医生确认签字后才能给予治疗。根据设备的不同，通常分二维和三维两种验证方法。

（一）二维验证法

通过胶片、EPID 等方式获取治疗中心部位的正、侧位片与DRR 进行配准验证。

1. 按照 CT 模拟机定位时的体位进行固定摆位。

2. EPID 或放置胶片后双曝光，一次曝光需采用较大方形照射野获取照射部位邻近的解剖结构信息，再次曝光通常采用面积为 10cm×10cm 的射野或带有 MLC（铅挡）形状的射野，以此来获取靶区与附近感兴趣区域的边界参考信息。

3. 与放疗计划的 DRR 图像进行配准验证。

（二）三维验证法

将放射治疗设备影像系统获取的 CBCT 图像与治疗计划系统生成的三维参考图像进行在线配准，计算得出各方向上的位移误差，从而来判断是否符合精准治疗的要求。具体步骤如下：

1. 通过治疗计划系统生成并传输有必要的感兴趣结构的三维参考图像，用于配准效果的评价。感兴趣结构主要有靶区及重点关注的剂量线和危及器官的轮廓线，包括膀胱、股骨头等临近器官。

2. 选择盆腔的扫描条件采集并重建 CBCT 图像。

3. 配准 CBCT 图像与参考图像，配准范围包括整个骨盆。

4. 配准时先以骨性或默认方式进行自动配准，再通过逐层观察靶区剂量线和骨结构、邻近器官的吻合程度，使用手动配准进行微调。

5. 配准完毕，通过移动治疗床来修正位移误差。

（三）治疗中心验证的注意事项

1. 首次治疗前的验证必须由相关医生确认。CBCT 在线配准时，需主管医生和计划物理师共同在场与治疗师协作完成配准。

2. 疗程中执行医嘱的体位验证，治疗师通常只做自动配准，配准后任一平移方向位移大于医嘱要求数值时，需主管医生到场确认。配准后任一旋转方向位移大于 3° 时，须重新摆位后再做验证。

3. 建议验证频率。第一周治疗前每次治疗执行 EPID 或 CBCT 扫描，以后每周 1 次。

4. 在患者的整个疗程中，治疗师若发现患者有体重变化明显或体表外轮廓变化较大等情况，须及时联系主管医生，以便及时妥善处置。

二、治疗实施

首次实施治疗前，治疗师应仔细检查放疗计划的完整性、准确性，检查临床医生是否已经审核并批准可执行治疗的实施。根据各家放疗中心的设备及规定的不同，审核通过记录的方式可有不同，但必须做到有据可查。

1. 在患者的放疗疗程首次报到时，治疗师应认真核对患者及其放射治疗单以确保信息的准确无误，并对患者进行相关宣教（详见本章第二节）。

2. 患者信息核对和计划调取。每天治疗前须核对患者信息；询问患者特殊医嘱（肠道和膀胱管理）准备状况；调取患者的治疗计划核对无误后带患者进机房。

3. 摆位。核对并准备好辅助固定器具，按定位时的体位要求给予固定；利用激光灯对患者摆位，协助使其体位与定位时一致。每次摆位前，有条件的患者须让其手持报警铃并教会其使用。

4. 摆位结束后，须查看治疗床、患者与机架知否处于安全位置，如有必要可试转机架查看。

5. 治疗实施的验证。由治疗师根据医嘱行疗程中的 EPID 或 CBCT 体位验证时，通常只做自动配准，可根据医嘱要求进行校正后治疗；自动配准误差值超过医嘱给予的误差范围时，应联系相关医生给予解决后方可实施治疗。

6. 出射线束治疗。对于体位验证或校正验证后合格的患者，再次核对治疗信息后进行出束执行治疗。

三、治疗实施的注意事项

1. 治疗实施期间须做好患者及机器的监控工作。

2. 非共面治疗必须进机房操作，不得在控制室转动机架和治疗床。

3. 整个疗程中，严格执行医嘱要求，并清晰、准确、完整的填写治疗记录单，确保治疗计划每一次的完整执行。

4. 患者上下治疗床时，必须将床降至最低，并协助其上下床以防跌倒。

5. 进机房时必须治疗师在先，出机房时治疗师在后，确保机房内除需治疗的患者外，无其他人员后方可开机治疗。

（许 青 白晓亮 李 需 张德康 陈列松 龚 坚）

第七章

前列腺癌放射治疗技术 操作规范

 概述

前列腺癌（prostatic carcinoma）是指发生在前列腺的上皮性恶性肿瘤。病理类型包括腺癌（腺泡腺癌）、导管腺癌、尿路上皮癌、鳞状细胞癌、腺鳞癌。其中前列腺腺癌占 95% 以上。其病因目前尚未完全明确，流行病学提示主要与遗传因素、性活动、饮食习惯有关，与种族、地区、宗教信仰有关。

一、前列腺的应用解剖

前列腺位于膀胱颈的下方，尿生殖膈的上方，其形状与栗子相似。前方为耻骨联合，两者之间有前列腺静脉丛和疏松结缔组织，两侧为肛提肌，前列腺后面正中有纵行浅沟，为前列腺沟，与直肠壶腹部相对（图 7-1）。前列腺癌好发于外周带。

二、前列腺癌的治疗方式

放射治疗是前列腺癌主要治疗手段之一，疗效显著。尤其近些年随着放疗技术的进步，各种精确定位、精准治疗技术的广泛应用，进一步提高了治疗的精度，在提高肿瘤靶区剂量的同时，降低正常组织受照射剂量，从而降低毒副作用，提高疗效。

174

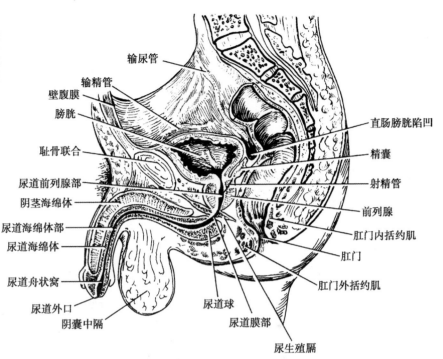

输尿管

输精管

壁腹膜

膀胱

耻骨联合

尿道前列腺部

阴茎海绵体

尿道海绵体部

尿道海绵体

尿道舟状窝

尿道外口

阴囊中隔

尿道球

尿道膜部

尿生殖膈

直肠膀胱陷凹

精囊

射精管

前列腺

肛门内括约肌

肛门

肛门外括约肌

图 7-1　前列腺解剖示意图

 第二节　放疗前宣教

一、前列腺癌放疗的不良反应

前列腺癌的放射治疗会引起一系列全身或者局部的反应。

（一）全身反应

部分患者在治疗过程中会出现白细胞降低、血小板降低等现象，白细胞降低显著者须注射药物进行提升。前列腺癌的放疗可导致长期性功能障碍，影响正常性生活。放射性肠炎导致长期腹痛、腹泻，直肠出血、便血等症状。

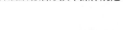

（二）局部反应

1. **肠道反应**　放疗 2 周左右患者会出现直肠反应，表现为腹痛腹泻，有时伴有肠道出血和梗阻，严重时需要进行手术治疗。还可出现肛门直肠不适，直肠溃疡、狭窄、瘘道等。

2. **泌尿系统反应**　放疗 3 周后会有膀胱反应，可能出现炎症、膀胱瘘，出现血尿或者尿失禁等症状。情况严重者可能需要通过手术或者药物治疗。

3. **皮肤反应**　会阴部皮肤可能出现干燥、瘙痒、红斑等现象，应咨询医生使用相对应的药物，同时注意穿着宽松舒适的裤子，避免摩擦加重症状。

4. **其他反应**　会阴和下肢水肿。

二、饮食指导

放疗期间以清淡饮食为主，忌辛辣、刺激性食物，戒烟戒酒。少食多餐，评估日摄入量不足者，应适当静脉营养补充。鼓励患者进食高蛋白、高维生素、高热量食物，避免进食辛辣食品，多喝水多排尿。由于肠道功能受损，患者对脂肪的吸收和消化能力下降，因此注意不要摄入太多油腻的食物，否则会进一步加重症状。建议选择营养均衡、易消化的食物（如粥、粉、青菜、水果等），避免进食产气的食物（如牛奶、豆制品、番薯等）。日常多走动以促进排气，避免定位或治疗时直肠胀气，影响前列腺位置的精准性。

三、注意事项及心理干预

前列腺癌患者大多数为老年男性，且放射治疗分次多、时间跨度长，患者对疾病本身和治疗过程缺乏全面了解，容易出现焦虑、抑郁等负面情绪。在放疗定位开始前需要对患者及家属开展宣教辅导，讲解放疗的基本常识，消除不必要的担心，告知放疗期间的注意事项，可以有效地缓解患者的紧张情绪，从而保证放疗的质量与安全。放射治疗师应积极提供适当的心理支持和心理安抚，使患者及家属对前列腺癌放疗相关知识有更好的了解，从而提高患者的就医依从性。提示患者改变不良生活习惯、避免久坐，注意性生活卫生，定期复查。

心理干预要点见第二章第二节相关内容。

第三节　体位固定

一、体位固定前准备

（一）膀胱准备

体位固定时应根据医嘱要求进行膀胱准备（排空或是充盈状态）。排空有利于位置的重复性，但增加膀胱的照射体积；充盈膀胱可以减少小肠的照射体积，是前列腺癌放疗推荐的准备状态。膀胱充盈状态时能有效减少小肠的受照体积（图7-2）。

但只依靠患者的主观感受很难保持每次膀胱的充盈量一致，导致放疗分次间误差增大；故可应用膀胱容量测定仪对膀胱尿量进行测量（±50ml可实施治疗）。由于前列腺癌患者多数为老年男性，膀胱功能相对较差，在放疗前需了解患者的膀胱充盈耐受程度，可分次饮水800～1000ml（每次200～300ml，每小时饮水一次），有明显尿意后（约2～3h后），能忍受半小时不排尿的耐受量，在耐受范围内适当充盈膀胱200～400ml为宜（图7-3）。

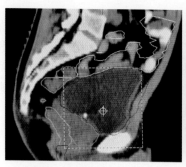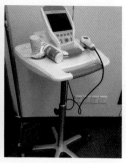

图 7-2　膀胱充盈示意图　　图 7-3　膀胱容量测量仪

（二）直肠准备

　　直肠也是前列腺癌放疗的重要危及器官，放疗过程中应重点保护。尽量排空直肠，保持直肠形态的相对重复性，可降低放射直肠炎发生率。而直肠的准备需要提前一到两周，建议患者避免摄入产气的食物，有陈旧性粪便的患者可提前服用陈皮水、益生菌或借助缓泻剂等药物调理，达到充分排空直肠，以上措施依旧无效的患者可使用开塞露等来辅助排空。CT 扫描时发现直肠出现胀气且直肠腔直径大于 3cm 时应停止扫描并通知医生处理。有条件的单位可考虑在直肠植入气囊或水囊，以保证每次治疗时充盈程度的一致性（图 7-4、图 7-5）。

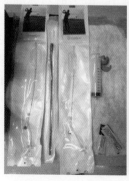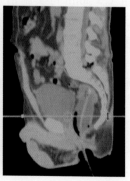

图 7-4　前列腺放疗　　图 7-5　植入水囊后
　　　辅助植入性水囊　　　　　影像示意图

（三）治疗体位

1. **俯卧位**　靶区较大且与危及器官（如小肠）距离较近的患者，在体位选择时以俯卧位为主。

2. **仰卧位**　对于老年人和肥胖的患者，采用翼板 / 体架仰卧位更舒适。

在一些前列腺癌治疗体位研究中证实：患者在接受放射治疗过程中，仰卧位属于自然体位，内部器官的运动明显小于俯卧位，前者运动范围不大于 5mm。俯卧位则可以减少小肠和膀胱的受照体积及受照剂量，降低放射膀胱炎和小肠反应，所以尽可能采用俯卧位。

二、体位固定实施

（一）低温热塑体膜固定联合体部固定板

1. 患者身着宽松裤子，做好直肠排空与膀胱充盈准备工作后，将上衣去掉（特殊情况根据患者实际情况可以考虑保留，将其拉至上胸部）。治疗师将体部固定板按照三维激光灯摆放体位，位于制膜床正中位置，患者上床仰卧或俯卧躺其上，俯卧时，需要根据患者腹部的肥胖程度选择不同的规格的俯卧圈，以便腹部更好地贴合体部固定板。治疗师调整患者体位，使患者双侧骨盆髂嵴位于体位固定器中间偏头侧，患者双手上举环抱头部，双脚垫脚部固定垫，通过固定激光灯观察患者符合解剖正中矢状位要求。

2. 将在恒温水箱中的低温热塑体膜取出，擦拭表面水分，对其适当牵拉扩展，同时叮嘱患者模具有烫热感并做好心理准备。扣好模具后同时牵拉模具头脚两侧，头侧模具覆盖胸廓下方，脚侧到达股骨中段，用手轻轻按压塑出腰部轮廓及骨盆外形，仰卧位深压肚脐位置，同时将模具用楔形体在两腿之间分开，让其分别包裹两侧大腿至其根部。此时可以采用冷毛巾加速模具硬化塑形。

3. 待模具冷却塑性完毕后，通过三维定位激光灯，在模具边沿上和相应皮肤上划上参考线，另外选择在患者耻骨隆凸出的位置，在模具上标记出十字线。将模具从患者身上取下，在相应皮肤上做出标记（纹身、墨水画线、激光打点等）。此时体位制膜完成。见图 7-6。

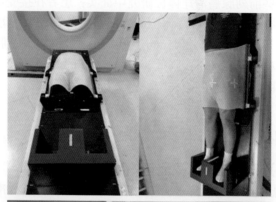

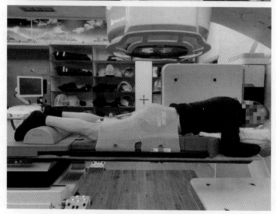

图 7-6　体膜固定联合体部固定板示意

（二）真空垫体位固定

1. 治疗师将真空垫平整后摆放至床正中位置，患者上床仰卧或者俯卧躺其上，在患者两腿真空垫下方通过楔形体将其适当分开，通过固定激光灯观察患者是否躺正。

2. 采用真空泵对真空袋进行塑形，待塑形完毕后，参考标记点定在患者耻骨隆凸出，在真空垫上标记出十字线，并在患者身上画线标记，此时真空垫制作完成。叮嘱患者及家属身体上的标记线不要丢失及改变位置。见图 7-7。

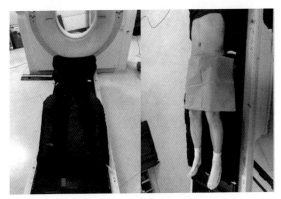

图 7-7　真空袋固定示意

（三）真空垫体位联合体膜固定

1. 治疗师将真空垫平整后摆放至床正中位置，患者仰卧平躺在真空袋上，在患者两腿真空垫下方通过楔形体将其适当分开。

2. 采用真空泵对真空袋进行塑形，待塑形完毕后，参考标记点定在患者耻骨联合，在真空垫上标记出十字线，并在患者身上画线标记。

3. 将在恒温水箱中的低温热塑体膜取出，擦拭表面水分，对准患者正中矢状线及体位固定器卡扣，牵拉体膜并扣下，注意同时牵拉模具头脚两侧，头侧模具覆盖胸廓下方，脚侧到达股骨中段，用手轻轻按压塑性胸廓、骨盆部位及肚脐位置。

4. 待模具冷却塑性完毕后，通过固定激光灯，在体膜上靶区附近做三维方向标记，并标记出十字线（图 7-8）。

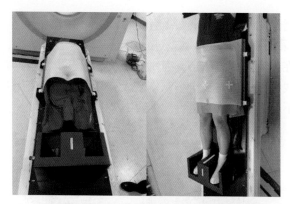

图 7-8 真空袋联合体膜固定示意

（四）腹卧板联合发泡胶固定垫

1. 将体板摆正于治疗床上，把体板中间的腹部放置圈取出，在相应位置参照发泡胶制作方法（见鼻咽癌发泡胶制作）在患者盆腔的位置制作个体化发泡胶垫。

2. 患者身着贴身内衣，脱掉内裤或褪至膝盖左右，双膝跪于腹板下端，缓慢俯卧于腹板及发泡胶固定垫上，调整身体处于正中矢状位，双手置于腹板前端或抓在腹板固定参考位置上，双脚自然分开。

3. 在患者靶区附近皮肤体表、发泡胶固定垫上三维方向标记，并标记出十字线，皮肤上进行画线或打激光点（图 7-9）。

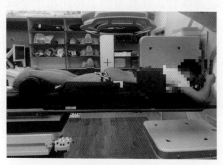

图 7-9 俯卧板联合发泡胶固定示意

模拟定位

一、CT 模拟机定位

1. 确认患者身份，注射护士须了解患者是否有过增强扫描的经历及过敏史，详细交代含碘类造影剂高压注射的注意事项，签署知情同意书。

2. 排空直肠，充盈膀胱，有条件的医院可以使用膀胱容量测量仪为患者监测尿量。建议先进行 CT 预扫描，观察直肠排空程度，采用 CT 操作界面"测距"的工具，测量直肠腔的最大直径是否≤3cm，直肠的测距示意图如图 7-10、图 7-11。

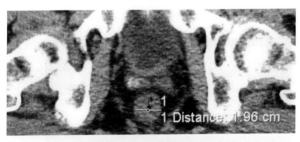

图 7-10　直肠腔直径小于 3cm

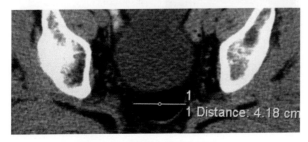

图 7-11　直肠腔直径大于 3cm

确认后才继续补充饮水达到适当的膀胱充盈度。图 7-12 为患者 CT 定位扫描时未排空直肠，出现直肠胀气。图中前列腺部位在 CT 扫描前通过介入的方式植入了金标，红色区域为医生勾画的肿瘤区，扫描时可见金标所在位置均包含在医生勾画的肿瘤区范围内。

患者在治疗前按照体表标志摆好位，行 CBCT 图像扫描发现，此时患者直肠不存在胀气情况，而前列腺的形态和位置与 CT 扫描时有着较大的变化，从图像可以看到植入到前列腺的金标已经跑出了医生勾画的肿瘤区范围，这样患者即便每次都给予图像引导扫描，依然不能重复回原来的位置，解决的办法是排空直肠后重新 CT 扫描重做计划。因此在定位 CT 扫描前先进行直肠准备非常重要。见图 7-13。

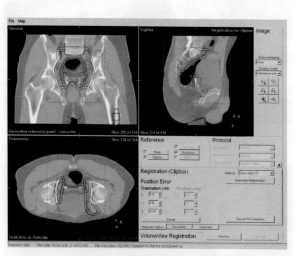

图 7-12　CT 扫描时影像示意图

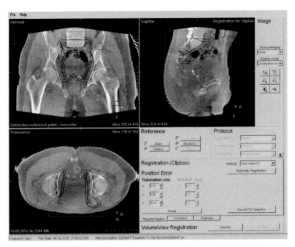

图 7-13　治疗前 CBCT 扫描影像示意图

3. 患者体位需与体位固定时保持一致。注意臀部注意放松，避免出现肌肉紧绷的情况，影响后续的摆位重复性。

4. 根据患者身上十字线，将体位摆好，把模具固定到患者身上。

5. 扫描条件为 140kV，层厚 3mm。CT 平扫及增强扫描，扫描范围推荐自腰 3 下缘至坐骨结节下 3cm。

6. 扫描完毕，嘱咐患者不要移动，摘除模具后起床穿衣服，注意保暖。

7. 嘱咐患者注意保持体表标记线清晰可见。使用胶布，签字笔在患者的体位固定装置上注明姓名、病历号、性别、年龄、定位日期等信息，以及特殊摆位注意事项；嘱咐患者多饮水、多排尿，留观 15min。

8. 传输图像，记录相应的记录信息。

二、MRI 模拟机定位

MRI 扫描图像有更高的软组织分辨率，极大地方便了前列腺癌的临床靶区勾画。一般情况下，CT 显示的前列腺边界较差，区分肛提肌与前列腺侧方困难，前列腺基底和顶端也较难辨认。有条件的单位建议使用 MRI 模拟机进行定位。

第五节 体位验证

一、X 线模拟定位机位置校准法

1. 根据体位固定要求，参照激光灯正确摆位。

2. 建立患者常规模拟机校位档案。

3. 根据治疗计划报告单给出的移床数据移动治疗床。

4. 设置机架角 0°，机头角 0°，曝光并获取垂直位 X 线影像，并与患者治疗计划 DRR 图像进行比对，要求位移误差小于 5mm。

5. 设置机架角 270°，机头角 0°，曝光并获取水平位 X 线影像，并与患者治疗计划单同侧 DRR 图进行比对，要求位移误差小于 5mm。

6. 比对无误后，使用胶布重新在体膜上描绘治疗中心十字线，在体表相应位置画线或打激光点。

7. 移除体位固定装置，位置校准结束。

二、CT 模拟定位机复位

1. 将体板摆正在 CT 机床上。

2. 摆好位后根据治疗计划报告单给出的移床数据移动治疗床重新描绘治疗中心十字线，并在模具上做好标志。

3. CT 扫描，层厚 1.5mm，临床医生校准扫描图像与计划图像的位置（图 7-14）。

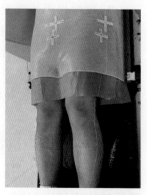

图 7-14 CT 模拟复位示意

三、机载 EPID 验证

1. 设置机架角 0°，机头角 0°，双曝光并获取垂直位 X 线影像，并与患者治疗计划 DRR 图像进行比对，要求位移误差小于 5mm。

2. 设置机架角 270°，机头角 0°，双曝光并获取水平位 X 线影像，并与患者治疗计划单同侧 DRR 图进行比对，要求位移误差小于 5mm。

3. 比对无误后，使用胶布重新描绘治疗中心十字线。

四、机载 CBCT 验证

1. 计划完成后将包括靶区及器官轮廓的定位 CT 图像传输至 XVI 工作站，作为图像配准的参考图像。在 XVI 工作站调入患者图像，调整配准框大小，骨配准时配准框包括整个盆腔骨结构；灰度配准时包括 PTV 在三位方向上各外放 2～5cm。

2. 对患者进行治疗床摆位后，手动旋转机架 360°，观察 CBCT 探测器面板、机头是否和治疗床碰撞。

3. 调入患者参考图像，选取 CBCT 扫描参数并扫描。

4. 将 CBCT 图像与参考 CT 图像进行配准。配准主要采用骨配准（bone）方式，可以参考灰度配准（grey scale）结合手工调整。如果配准结果误差大于 5mm、旋转误差大于 3°，需要重新进行摆位、扫描（图 7-15）。

5. 图像配准时需特别注意前列腺金标、膀胱充盈程度、直肠充盈

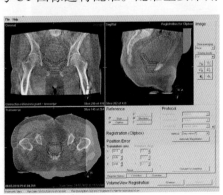

图 7-15 前列腺癌放疗图像引导示意图

程度，符合条件时才执行计划进行治疗。膀胱充盈偏少时易带动前列腺产生位移，且结肠易进入计划的靶区范围，受到高剂量照射，出现肠炎、便血的情况。膀胱充盈偏少（图7-16）。

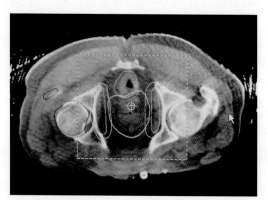

图 7-16　膀胱充盈偏少

同时观察直肠是否出现胀气，治疗时应和CT扫描时条件保持一致，治疗时出现胀气同样带来跑靶、危及器官受量过高的情况（图7-17、图7-18）。

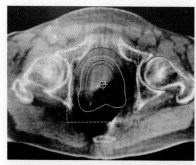 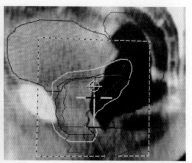

图 7-17　治疗时直肠胀气横断面　　图 7-18　治疗时直肠胀气矢状面

直肠出现胀气时直肠壁可直接进入靶区高剂量区，治疗到后期时可能出现直肠出血、放射性直肠炎等，因此避免直肠胀气治疗对降低放射性直肠炎意义重大。除了胀气外，直肠的粪便也必须排空，和 CT 扫描时保持一致（图 7-19、图 7-20）。

直肠内未排空出现粪便，会导致前列腺往前移位的情况，从图 7-20 可以看到前列腺植入的金标已经跑出了计划的靶区范围，需要排空直肠调整后重新扫描确认。

6. 患者首次治疗进行影像配准时，需主治医生和主管物理师同时到场，与技师一起判断配准是否准确。

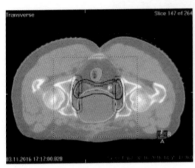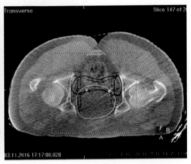

图 7-19　治疗时直肠排空的
　　　　　横断面影像

图 7-20　治疗时直肠未排空的
　　　　　横断面影像

五、超声图像引导验证

目前有些先进机器已配备了超声图像引导的设备（图 7-21）。超声成像在软组织肿瘤的成像和定位中有着无创、快速成像的优势，同时保证了图像引导放疗的高精度。超声成像可以实现三维、四维成像技术，能为前列腺癌等软组织肿瘤的临床治疗提供清晰的图像。大量临床研究证明该技术提高了软组织肿瘤的靶区的准确性，有利于治疗期间对靶区解剖结构改变的监测。

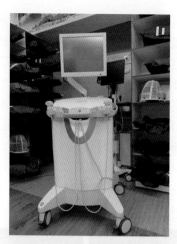

图 7-21　超声图像引导设备

 放疗实施

　　治疗实施是放射治疗流程中最后的环节，也是放射治疗关乎成败的重要步骤，必须严格按流程和规范执行，严格执行双人摆位、双人核对。

　　首次治疗前，必须拍摄 2D 或扫描 3D 图像进行位置验证，通过与定位图像做对比，主治医生审核无误后，方可实施治疗。每次摆位治疗至少需要两名治疗师同时参与完成。

　　1. 认真阅读治疗单，核对患者姓名、性别、ID 号、医嘱等。

　　2. 打印计划与传输计划各个参数的一致性，是否校位，是否有医生、物理师签字。

　　3. 认真核对患者模具、体位、手臂位置、升床高度等。

　　4. 在整个治疗疗程中，患者穿着要与模拟 CT 定位时保持一致，标记线及治疗区域没有衣物遮挡。嘱患者按体位固定时的体位配合摆位、在治疗期间勿紧张、勿动等治疗细节。注意语言得体、语气温和。

5. 治疗时直肠排空情况、膀胱充盈情况和 CT 扫描时保持程度一致。膀胱充盈程度可使用膀胱容量测量仪在每次治疗前进行测量，确保患者的膀胱充盈程度符合要求。直肠排空程度可通过 CBCT 扫描，在影像上观察直肠腔的排空情况。

6. 摆位完成后，为患者盖被，注意保暖。嘱患者有意外情况可通过报警铃或挥手示意，治疗师通过控制室的监视器随时查看患者情况，出现问题及时处理。

7. 患者首次治疗进行摆位和影响配准时，主管医师和物理师须同时到场，同治疗师一起判断摆位和影像配准是否准确，观察靶区以及周围解剖结构的配准情况。

8. 整个疗程中，医生应每周评估治疗情况，观察配准的准确性，以及肿瘤体积及位置的变化和靶区的合适程度，决定是否修改计划。治疗过程中治疗师如果发现患者的体表外轮廓变化较大，影响摆位和图像配准时，应与主管医生联系。

（陈　林　许森奎　高　岩　牛保龙　李雪南）

第八章

宫颈癌放疗技术操作规范

第一节 概述

宫颈癌是最常见的恶性肿瘤之一，严重威胁妇女的生命健康。据统计我国每年新发病例接近 10 万，居女性生殖系统恶性肿瘤的首位。放射治疗是宫颈癌的主要治疗手段之一，适用范围广、疗效好。宫颈癌的放射治疗包括外照射治疗和腔内近距离后装治疗。

一、宫颈癌的应用解剖

子宫颈位于子宫下部，近似圆锥体，长 2.5 ~ 3cm，上端与子宫体相连，下端位于阴道内。阴道顶端的穹窿将子宫颈分为宫颈阴道部和宫颈阴道上部。宫颈的中央有长梭形的管腔，称为宫颈管，其上端与子宫腔相连，其下端开口于阴道内（图 8-1）。

二、宫颈癌的治疗方式

所有期别的宫颈癌均可应用放射治疗。宫颈癌的治疗原则为：ⅠA 期首选手术，不能手术者可以进行放疗；ⅠB、ⅡA 期可选择根治性手术或根治性放疗；ⅡB ~ ⅣA 期以放疗为主；ⅣB 期以上可行姑息性放疗。

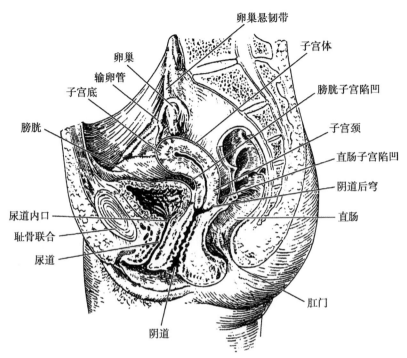

图 8-1　子宫颈解剖位置示意图

 放疗前宣教

一、宫颈癌放疗的常见不良反应

宫颈癌放疗会出现一系列的全身和局部反应，可分为近期反应和远期反应。近期反应是指发生在放疗中和放疗后 3 个月以内的急性反应，远期反应是指发生在放疗后 3 个月以后的反应。

（一）宫颈癌早期放疗反应

1. 全身反应　全身反应常表现为乏力、食欲不振、恶心、呕吐等症状，以及以白细胞、血小板、血红蛋白下降为主要表现的骨髓抑制。同步放化疗的患者表现更为严重。患者每日饮水2000~3000ml有利于排出体内毒素，改善全身症状。加强营养供应，必要时静脉补充营养液。遵医嘱口服生血药或注射粒细胞集落刺激因子和促血小板生成素。一般对症处理可以继续放疗。

2. 直肠反应　直肠反应多发生在放疗开始后2周左右，主要表现为里急后重、腹泻、黏液便、大便疼痛、便血或痔疮发作等。患者需要遵医嘱每日放疗前排空直肠，减少直肠的照射体积。饮食上避免食用辛辣食物，食用高维生素、高蛋白质、易消化的食物。遵医嘱对症处理，严重者需暂停放疗。

3. 膀胱反应　膀胱反应多发生在放疗后3周左右，主要表现为尿频、尿急、尿痛，少数严重者可表现为血尿。患者须遵医嘱每日放疗前憋小便至250ml以上，减少膀胱的照射体积。保证每日饮水2000ml以上。遵医嘱使用抗炎、止血药物对症处理，严重者需暂停放疗。

4. 皮肤反应　宫颈癌放疗患者应用高能射线进行放疗，大多数皮肤反应较轻，一般表现为皮肤红斑和色素沉着。患者注意穿着纯棉柔软的衣物；避免用刺激性沐浴露冲洗照射部位；照射区域禁止自行用药、拔罐、贴膏药等；夏天避免出汗较多，肥胖患者需经常摊开皮肤褶皱，晾干褶皱内的皮肤。极少数患者因皮肤反应造成放疗中断。

（二）宫颈癌晚期放疗反应

1. 放射性直肠炎和乙状结肠炎　放射性直肠炎和乙状结肠炎常发生在放疗后0.5~1年，主要表现为腹泻、黏液便、里急后重、便血和便秘等，严重者可出现直肠阴道瘘。患者需要遵医嘱进行对症处理或手术治疗。

2. 放射性膀胱炎　放射性膀胱炎多发生在放疗后1年左右，主要表现为尿频、尿急、尿血和尿痛等，严重者会出现膀胱阴道瘘。患者以保守治疗为主，严重者需要进行手术治疗。

3. 放射性小肠炎　放射性小肠炎主要表现为稀便、大便次数增加、黏液便、腹痛等，严重者可出现小肠穿孔、梗阻等，需要在医师指导下使用药物治疗或进行手术治疗。

4. 盆腔纤维化 大剂量全盆腔照射可能会出现盆腔纤维化，严重者输尿管及淋巴管阻塞，导致肾积水、肾功能障碍、下肢水肿等。可遵医嘱用药或手术治疗。

5. 阴道狭窄 放疗后可能会出现阴道粘连狭窄的情况，需要遵医嘱定期进行阴道冲洗，放疗后 3 个月可以开始性生活，或使用假阳具进行阴道扩张，以预防狭窄和粘连。

二、饮食指导

宫颈癌放疗患者对饮食一般没有特殊禁忌，患者需要摄取全面而充足的营养物质。每日饮水 2000 ~ 3000ml，饮水不仅限于纯水，也可以饮用果汁、茶等饮料。大量饮水有利于排出体内毒素，减轻全身症状。对于放化疗出现恶心、呕吐、食欲不振的患者，应少食多餐。患者不宜长久坐卧不动，适当的餐前散步可以增加饥饿感，有益于提高进食量。对于营养摄入不足的患者需要在医师指导下进行肠内肠外营养补充。部分患者会出现便秘或腹泻的情况，注意适当调节饮食结构。便秘患者可以多吃蔬菜、水果、豆制品和全谷物面包等富含维生素的食物，配合每天进行腹部按摩，适当增加运动量可以促进胃肠蠕动。日常可以尝试使用开塞露缓解便秘，3d 以上未排便可以向医生求助，使用泻药。腹泻患者应注意保持充足的饮水量，预防脱水。少食多餐，避免使用辛辣、油腻、煎炸和过甜的食品，可以饮用酸奶，但要减少其他奶制品的摄入，减少食用豆制品、碳酸饮料等产气食品，多摄入富含钠、钾元素的食物如橙汁、带皮土豆以及香蕉等。

三、放疗注意事项及心理疏导

（一）放疗常见注意事项

1. 向患者简要介绍放疗的基本流程、基本原理。

2. 向患者简要介绍辐射防护知识，避免不必要的辐射损伤。

3. 向患者简要介绍盆腔放疗可能出现的毒副作用以及预防和处理方法。

4. 在体位固定装置制作、定位和治疗前，向患者讲解排大便、憋小便对降低膀胱和直肠反应的重要性。

5. 告知患者体位固定装置的重要性，衣着对位置精度的影响，告知患者如何配合治疗师的操作。

6. 告知患者体膜及体表标记线的重要性。放疗期间应保持体表标记线完好清晰，如有变浅，应及时找主管医生或治疗师进行描绘。

7. 告知患者体位固定、定位以及治疗均不会引起疼痛，应保持完全放松的状态，不能随意乱动。

8. 首次放疗前，治疗师向患者介绍治疗设备在治疗时的大致运行情况、治疗时间安排，耐心解答患者的各项疑问，减少患者的恐惧感。

9. 告知患者在定位或治疗期间，如遇到紧急情况，如何向治疗师求助。

10. 告知患者治疗期间如有症状变化及时与主管医生或治疗师进行沟通。

（二）患者及家属的心理疏导

1. 治疗师要保持语气和蔼可亲，视患者如亲人，取得患者的信任，消除患者的紧张和忧虑情绪，增强患者的治疗信心。

2. 为患者介绍或鼓励患者学习有助于自身恢复、健康的医学知识。教育患者及家属如何调整个人的心理状态。

3. 建立适宜的候诊环境，播放舒缓的音乐，有利于缓解患者的压力。

第三节　体位固定

　　体位固定是放疗前的一个重要环节，为后续治疗的重复性和靶区位置的稳定性提供保证。宫颈癌放疗照射野一般包括盆腔及腹主动脉旁淋巴引流区，靶区较长，靶区位置容易受到患者不自主运动、内脏器官状态与位置、身体姿势、皮肤牵拉等多方面的影响，需要采取措施对腹部和盆腔进行固定。体位固定的方法较多，可以根据各家医院的条件及患者的基本情况选择合适的体位固定方法。体位固定方法需要保证患者的舒适度，有利于患者较长时间保持体位不变；对患者的不自主运动进行控制，减少分次内的误差；具有较好的重复性，摆位操作简单，减少分次间的摆位误差。

一、体位固定前准备

　　1. 患者可穿着柔软、纯棉、轻薄、贴身的衣裤。

　　2. 建议患者定位前一天进行沐浴。放疗开始后为避免增加皮肤反应和造成体表标记线的脱落，尽量减少对照射区域进行清洗。

　　3. 按照医嘱，体位固定前排空大便，憋小便至 250ml 以上，有条件的医院可以使用膀胱尿量测定仪进行监测。

二、体位固定方法

（一）体板 / 一体板 + 低温热塑体膜固定方法

　　1. 利用激光灯摆放体板或一体板，使体板的中心线与 X 轴（左右方向）激光线重合，并使用 "lockbar" 进行固定。

　　2. 患者采用仰卧位，头先进，选择患者感觉较为舒适的头枕，调整患者体位，使体中线（眉心、鼻尖、胸骨颈静脉切迹、剑突、脐、两腿间）与 X 轴激光线重合，两侧髂前上棘在同一水平面。患者可穿着贴身内衣裤，内衣撩起裸露腹部，下身连同内裤脱至膝盖，双臂上举抱头或抓握固定器，双腿并拢，全身放松，平稳呼吸。

3. 保持定位床 X 轴（左右方向）不变，进出床使 Y 轴（头脚方向）激光线位于患者耻骨联合上 2～5cm 平坦处，并且使激光线与体板上的刻度对应，推荐选择以 5cm 为单位的整数刻度。升降床使 Z 轴（前后方向）激光线位于体厚一半的位置。

4. 在患者腹盆部覆盖单层薄尿布。使用 70℃ 恒温水箱浸泡低温热塑体膜至柔软透明，取出后，在厚毛巾上甩干大部分水分，覆盖在患者腹盆部，体膜下侧需覆盖大腿近端 1/3，抚摸塑形并擦干表面水分。

5. 待低温热塑体膜充分冷却后，参照激光灯在体膜上粘贴医用胶布，并描绘出定位中心的三组十字线。

6. 嘱咐患者不要移动，身体放松，摘除低温热塑体膜，去掉薄尿布，参照激光灯在患者的体表正中与两侧描绘三对十字线。

7. 使用医用胶布、签字笔在患者的体位固定装置上注明患者姓名、病历号、性别、年龄、定位日期等身份识别信息，以及特殊的摆位注意事项。

8. 填写体位固定装置记录单，记录患者基本信息、体位、头枕型号、体板或一体板对应的刻度，特殊注意事项、留存定位照片等。

9. 嘱咐患者注意保持体表标记线清晰可见图（8-2）。

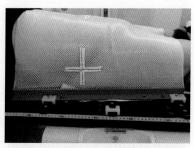

图 8-2　一体板 + 低温热塑体膜体
位固定

（二）单纯真空垫固定方法

1. 将真空垫平铺于治疗床正中位置。对真空垫进行充气，然后抚摸按压真空垫，使真空垫内的塑形颗粒均匀分布。

2. 使用真空泵适度抽气使真空垫具有一定的硬度，以便患者坐或躺在真空垫上不会发生塌陷。

3. 选择患者感觉较为舒适的头枕，放于真空垫合适位置。

4. 患者上身着贴身内衣，脱去下身衣物，只留宽松内裤，摘除假发和首饰。嘱患者坐于真空垫合适位置。

5. 治疗师托住患者的颈部，协助其缓慢躺下，患者双手交叉放于额头。

6. 嘱患者放松躺平，调整患者体位，使体中线（眉心、鼻尖、胸骨颈静脉切迹、剑突、脐、两腿间）与 X 轴（左右方向）激光线重合。两侧髂前上棘在同一水平面。

7. 对真空垫进行适度充气，待真空垫变松软之后，进行后背及臀部轮廓的塑形。

8. 嘱患者双手交叉抓住真空垫，肩膀向两侧放松，注意双手交叉的顺序，可统一规定右手在上。

9. 使用真空泵适度抽气使真空垫具备塑形硬度，由放射治疗师于患者两侧对真空垫进行塑形。塑形要求：真空垫两侧面平坦；高度在髂骨翼区域体厚一半以下的位置；使真空垫两侧贴近患者身体并预留约一指的空隙。

10. 抽气过程中确保真空垫收缩并贴近患者身体两侧，同时留有微小空隙，防止皮肤受到挤压。抽气约 1min，使真空垫完全变硬。

11. 扶患者坐起休息，检查真空垫硬度以及头枕固定情况。

12. 协助患者再次躺于真空垫上。观察定位中心的位置是否被患者内裤遮挡。如发生遮挡，应下拉内裤，并尽量遮挡患者的隐私部位。嘱患者蜷腿后抬起臀部，然后缓慢放下后两腿伸直。此动作重复两到三次使患者臀部肌肉放松，皮肤处于自然状态。最后检查真空垫与患者身体是否适形。

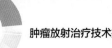
13. 移动定位床使 X 轴（左右方向）激光线位于患者体中线，Y 轴（头脚方向）激光线位于患者耻骨联合上 2～5cm 平坦处，Z 轴（前后方向）激光线位于体厚一半的位置。分别于患者体表正中及身体两侧画上激光线在体表投影的十字线。在真空垫两侧粘贴胶带，在真空垫上画出身体两侧十字线 Y 轴方向的延长线。

14. 使用橡皮胶膏、签字笔在真空垫右上角标注患者姓名、性别、枕头的型号、主管医生和制作日期等。

15. 填写体位固定装置记录单记录患者的基本信息、体位、头枕型号、特殊注意事项、留存定位照片等。

16. 真空垫在储存与使用过程中避免接触尖锐物品，防止刺破漏气，无法使用。

（三）体板 + 塑形垫 + 低温热塑体膜

1. 使用 lockbar 将一体板固定在定位床的适当位置，一体板上安装两根卡条，以便把塑形垫固定在一体板上，避免相互打滑错位，左右调整定位床，使一体板的中心轴与 X 轴（左右方向）激光线吻合。

2. 将塑形垫烤软后放置在一体板上，患者仅着内裤与贴身内衣，采用仰卧位，头先进，头垫头枕，双脚用脚垫固定，双手环抱肘关节放至于额部。调整患者体位，使体中线（眉心、鼻尖、胸骨颈静脉切迹、剑突、脐、两腿间）与 X 轴激光线重合，两侧髂前上棘在同一水平面。按压塑形垫，使塑形垫与患者接触部位充分塑形，并用四条弹性带固定，待冷却后移除四条弹性带。

3. 患者保持不动，制作低温热塑体膜，制作方法及定位标记线的描绘方法同 "体板（或一体板）+ 低温热塑体膜固定方法"（图 8-3）。

4. 填写 "体位固定装置记录单"，并将患者信息及特殊摆位注意事项在塑形垫和低温热塑膜上进行标注说明。

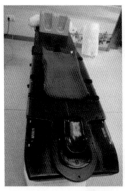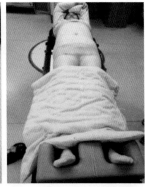

图 8-3　使用塑形垫联合低温热塑体膜进行体位固定

（四）俯卧位板 + 体膜

1. 调整腹板并移动治疗床使腹板中线标识线与 X 轴（左右方向）激光线重合，使腹板两边刻度相同位置与 Y 轴（头脚方向）激光线重合。

2. 患者着贴身内衣裤，下身内裤脱至膝盖，摘除假发、首饰。

3. 患者双膝跪于腹板相应位置，缓慢俯卧于腹板上，将耻骨联合以上的腹部区域置于腹板凹槽内，调整身体处于正中并保持水平。

4. 患者双手叠加置于腹板前端，前额放于手背，脚尖并拢，脚跟自然分开。

5. 调整患者体位使棘突和两腿之间连线，即体中线与 X 轴（左右方向）激光线重合，再次检查确定腹板两侧刻度为相同数值。

6. 移动定位床使 Y 轴（头脚方向）激光线位于两侧髂嵴的连线下 5cm 处，Z 轴（前后方向）激光线位于体厚一半的位置。参照激光灯在患者体表正中及两侧的投影，画出定位十字线，并记录 Y 轴激光线对应腹板两侧的刻度。

7. 将低温热塑体膜放入 70℃恒温水箱，待低温热塑体膜变柔软且透明时捞出，使用厚毛巾垫吸去大部分水分，由患者两侧的治疗师同时将低温热塑体膜迅速、均匀下拉固定于腹板两侧相同位置的卡槽内。

8. 轻轻按压热塑膜，对患者腰部、臀部等部位进行重点塑形。待充分冷却后取下热塑膜，扶患者坐起休息。用毛巾将热塑膜上的剩余水分擦干。

9. 让患者再次俯卧于腹板，重新安装热塑膜，检查热塑膜和患者是否适形（图 8-4）。

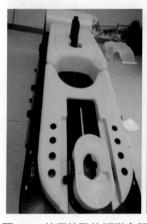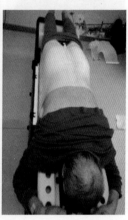

图 8-4　使用俯卧位板联合低温热塑体膜进行体位固定

10. 体位固定装置制作完成后在医用胶布上标注信息，包括姓名、性别、体位、手和头所放位置、卡槽位置、腹板刻度、膀胱容量、主管医生和制作日期等，贴于热塑膜顶部。

11. 填写"体位固定装置记录单"，如有特殊情况应加以备注说明。

三、小结

宫颈癌放疗靶区主要位于腹部和盆腔，多数患者采用仰卧位，患者感觉较为舒适，少数子宫摘除的术后患者，进入盆腔的小肠较多，可以使用俯卧位板进行体位固定。患者采用俯卧位时，进入盆腔的小肠会重新流回腹腔，以减少小肠的受照体积。多数患者使用低温热塑体膜固定，操作简单方便。发泡胶，真空垫、塑形垫等对患者进行姿势固定的体位固定装置，可以进一步减少分次间患者姿势的差异和分次内的不自主运动。临床中许多医院会采用真空垫（或发泡胶、塑形垫）联合低温热塑体膜进行固定。关于宫颈癌各种体位固定方法的摆位误差，各研究结果差异较大，但多数报道发现真空垫、发泡胶等联合低温热塑体膜进行固定，会优于单

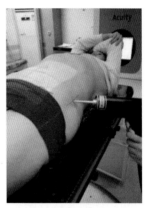

图 8-5 使用二氧化碳激光枪烧制体表标记

纯采用真空垫或单纯采用低温热塑体膜固定，但联合固定增加了临床操作的复杂性，对固定装置的存储空间和条件要求也较高。定位中心的描绘方法多数单位采用专用皮肤墨水进行勾画，但是需要对患者进行宣教，注意保护，并且治疗期间需要多次补充描绘。少数单位采用二氧化碳激光枪在患者表皮烧制烫伤点来进行标记，优点是可以较长时间保持、不需要多次重新描绘、减少工作量，缺点是烧制过程中会有疼痛感、年轻女性会担心标记点长期存在影响美观或形成瘢痕（图 8-5）。总之，各家医院可以根据自己的实际情况、临床对摆位精度的需求，单纯选择一种体位固定方法或多种体位固定方法的组合进行体位固定。

 第四节 **模拟定位**

一、CT 模拟定位

（一）CT 模拟定位前准备

1. 仔细阅读 CT 模拟定位通知书和患者病历，确认患者身份

及扫描要求，向患者交代定位注意事项。

2. 患者于定位前 2h 口服稀释的泛影葡胺（60% 的泛影葡胺 10ml+ 水 200ml）用于肠道显影。排空大便，憋小便 250ml 以上，并且不能超过患者治疗期间的耐受能力。建议患者定位前制定个人饮水与憋尿计划，例如每 10min 一次，分 3 次饮水共计约 1000ml，有憋胀感后通知医务人员。有条件的医院可以使用膀胱超声测尿仪为患者监测尿量。

3. 定位前护士须详细地了解患者是否有过增强扫描的经历，是否有过敏史，服用二甲双胍类药物的患者是否停药超过 48h。详细交代含碘类高压注射的注意事项，并由患者及家属在知情同意书上签字。定位当天需要患者家属陪同，定位前口服醋酸地塞米松片 1.5mg，做好含碘类对比剂过敏事件的预防和紧急处理准备。

（二）CT 扫描

1. 按照体位固定的要求，参照激光灯正确摆位，并在三组十字线中心上粘贴金属标记点（图 8-6）。患者阴道内放置硅胶标记管，标记阴道长度及顶端位置（图 8-7、图 8-8）。

2. 扫描定位图像。

3. 注射护士进行高压注射，注射对比剂 100ml，流速每秒 2 ~ 2.5ml，延时 30 ~ 35 s 开始扫描，定位期间严密观察患者的情况。

4. 进行定位图像扫描。扫描条件：140kV，层厚 5mm，连续扫描无重叠，FOV 须包全患者外轮廓。单纯盆腔野扫描范围：L_3 上缘至坐骨结节下 2cm；盆腔 + 腹主动脉旁淋巴结扫描范围 T_{10} 上缘（或膈肌上缘）至坐骨结节下 2cm。

5. 扫描结束后，确认左右金属标记点的位置是否在同一水平线上，且三个金属标记点在同一层面。观察患者外轮廓与真空垫、低温热塑膜是否吻合良好。

6. 移除固定装置，拔除硅胶阴道标记管。传输图像至服务器，并填写 CT 模拟定位记录单。

7. 嘱咐患者多饮水，多排尿，在候诊区域休息观察 30min，注意观察是否有过敏反应，注意保护好体表标记线。

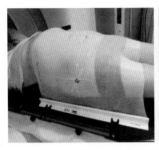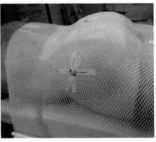

图 8-6　使用金属标记点标记定位中心进行 CT 扫描

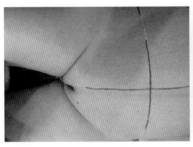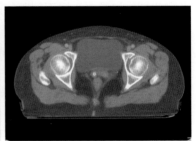

图 8-7　使用阴道标记管标记阴道　　图 8-8　使用阴道标记管标记阴道
　　　　　顶端　　　　　　　　　　　　　　顶端位置的 CT 图像

二、MRI 模拟定位扫描

（一）扫描前准备

1. 由主管医生向患者说明核磁模拟定位的目的、扫描过程、定位要求及可能发生的风险，与患者充分沟通并签署患者知情同意书。

2. 按照临床要求，患者应进行肠道准备，直肠排空及膀胱充盈的程度要与 CT 模拟定位时保持一致。

3. 进入核磁室前由核磁技师再次进行安全确认，患者体内不得有可磁化的金属植入物，所有金属物品包括硬币、首饰、轮椅和氧气瓶等均不得带入机房。

4. 患者进入核磁室可佩戴耳塞等减轻噪音。

（二）MRI 扫描

1. 患者采用与 CT 模拟定位相同的体位和体位固定方式，体位固定装置的材质不能影响核磁成像的质量，由于碳素材质有导电特性，因此不能采用。

2. 按照体位固定要求，参照激光灯正确摆位。使用核磁专用定位标记点，在定位中心三组十字线处做标记。加载核磁线圈，线圈中心指示标识应与摆位激光灯重合。

3. 患者摆位完成后进床至扫描中心位置，进床距离与外激光定位灯与扫描中心层面间距相同。

4. 核磁技师确认准备工作完成后，清场并关闭屏蔽门。

5. 新建患者目录，明确患者姓名、性别、出生年月日、病历号、身高、体重等关键信息。

6. 进入扫描序列选项，根据临床医师需求进行序列编辑。

7. 扫描定位像，并在定位像基础上进行扫描序列参数编辑，保证扫描中心及扫描范围准确无误。多序列扫描时应确保多序列扫描中心的一致性。扫描序列一般选择 T_1 加权像、T_2 加权像和 DWI，扫描层厚为 5mm。

8. 检查影像质量，确保扫描图像临床可用，并将患者核磁图像传输至计划系统。

9. 扫描序列全部完成后进入核磁室，退床至初始位置，卸载扫描线圈，并解除体位固定装置，辅助患者下床并陪同患者出核磁扫描室。

体位验证

治疗计划完成后，需要进行治疗中心的位置校准。根据 CT 模拟定位时的定位中心和治疗计划系统计算的移床数据，来确定患者的治疗中心。并参照计划系统传输的 DRR 图像进行位置匹配与验证，是精确放疗流程不可缺少的环节。目前常用的治疗中心位置校准方法有 X 线模拟定位机位置校准法和 CT 模拟定位机位置校准法。

一、X 线模拟定位机位置校准法

1. 按照体位固定要求，参照激光灯正确摆位，确保模拟定位机旋转安全，不会发生碰撞，确保患者家属及工作人员全部离开机房后关闭防护门。

2. 在模拟定位机工作站上，输入患者信息，建立患者的校位档案，调取校位参考图像。

3. 根据治疗计划报告单给出的移床数据移动治疗床至相应位置。

4. 设置机架 =0°、准直器 =0°，选择合适的射野尺寸，曝光，获取机架 =0° 的 X 线影像，并与患者治疗计划 0° 的 DRR 图像进行比对，并保存校位图像。

5. 设置机架 =270°、准直器 =0°，选择合适的射野尺寸，曝光，获取机架 =270° 的 X 线影像，并与患者治疗计划 270° 的 DRR 图进行比对，并保存校位图像。

6. 校位误差要求小于 5mm，读取机架 =0° 时的源皮距值并记录，使用胶布覆盖原定位中心十字线，重新描绘校位后的治疗中心十字线。

7. 校位图像需要由现场医师确认或传输至服务器由主管医师离线审核确认。

8. 移除体位固定装置，填写校位记录，位置校准结束。

二、CT 模拟定位机位置校准法

1. 将 CT 模拟定位机的激光灯位置归零。

2. 按照体位固定要求，参照激光灯正确摆位。

3. 根据治疗计划报告单给出的移床数据，调整激光灯到达指定位置。

4. 参照激光灯，使用医用胶布覆盖定位中心十字线，重新描绘治疗中心，并在三组十字线中心处粘贴金属标记点，进行扫描，比较扫描的中心位置图像与治疗计划的中心位置图像，误差要求小于 5mm。

5. 移除体位固定装置，填写校位记录，位置校准结束。

 第六节　**外照射治疗的实施**

首次治疗要求主管医生必须到场参与摆位，确认图像引导配比结果，交代注意事项等。治疗前的位置验证结果，要医生确认签字后才能实施放疗。后续治疗按照医嘱要求的分割方式及图像引导方案进行，精确摆位，保证治疗的重复性和准确性。

一、知情同意

肿瘤放疗医师负责与患者及家属进行谈话，告知使用的放疗技术、预期的疗效、可能的并发症及预防处理方法、治疗花费等，并签署放疗知情同意书。

▎二、外照射实施前准备要求

1. 放疗开始前需要认真核对患者的身份信息，至少采用患者姓名、性别、病历号、身份证号、医保号、年龄中的三项作为核对内容。由于床位号经常发生变动，不能作为患者的身份识别依据。

2. 核实患者是否已完成位置校准环节。检查固定装置是否齐全，前期流程工作人员的签字是否齐全，是否签署了放疗知情同意书。

3. 核对治疗单、治疗计划报告单和加速器验证与记录系统的患者基本信息、治疗数据以及相关参数是否一致。治疗计划单需要计划设计物理师和审核物理师、主管医生三者签字。治疗单需要经过主管医生和上级医生共同签字。

4. 认真阅读治疗单，充分了解患者的治疗概况，包括计划名称、治疗技术、照射部位、射野数、分割方式、疗程及治疗次数、固定方法、图像引导方法及频率、特殊要求等。

5. 认真阅读治疗单，充分了解患者的摆位信息，包括患者体位、头枕型号、固定装置与各项位置参数要求、手臂位置、射野分布示意图、摆位参照照片等。

▎三、图像引导流程

图像引导是精确放疗的重要保障，确保治疗位置的准确性。由于各家医院采用的体位固定装置、摆位方法、设备精度和稳定性、治疗师的综合素质所带来的系统误差和随机误差存在差异，可以根据实际情况制定个性化的图像引导方案。各方向配比误差要求小于 5mm，如单次验证大于 5mm 需要重新摆位，如多次摆位误差超出 5mm 需要查找原因，必要时重新进行位置校准。宫颈癌放疗需要关注膀胱和直肠的充盈程度、子宫的形态与位置等，因此尽量选择对软组织分辨率较好的影像引导方法，例如基于千伏级射线的二维和三维机载影像系统，或基于兆伏级射线的三维影像系统。

（一）二维图像引导方法

1. 按照体位固定要求，参照激光灯正确摆位。

2. 使用机载影像系统进行 0° 和 270° 方向平面图像采集，注意图像采集的方向根据科室的习惯，要与计划系统传输的参考图像的方向一致，也有的科室习惯用 0° 和 90° 方向的图像。管电压设置为 140kV。

3. 应用配准软件进行图像配比，选择合适的窗宽窗位 [窗宽（W）=400、窗位（L）=40]，选择配准的感兴趣区，采用灰度配准方法，进行自动配准，自动配准后需要人工审核配准结果。

4. 配准时以骨性标记为准，如骨盆、脊柱等。同时要观察患者膀胱充盈程度，发现问题需要及时处理或与主管医生进行沟通，决定下一步操作。

5. 将机载影像系统收回，根据配比结果，自动移床修正后可实施治疗。

EPID 使用兆伏级射线进行图像采集，分辨率较低。临床应用过程中的操作步骤与千伏级二维图像引导方法类似。但由于EPID 设备较早开始使用，部分医院安装时放疗网络系统尚未十分完善，图像传输时并未采用标准 DICOM-RT 格式，因此在临床应用过程中，应注意进行图像中心及比例尺的校准。

（二）三维图像引导方法

1. 按照体位固定要求，参照激光灯正确摆位。

2. 调取图像引导扫描程序，使用机载影像系统进行三维图像扫描，扫描参数见表 8-1. 扫描前注意确认机架和治疗床的移动轨迹，确保不会发生碰撞。

3. 扫描完成后，应用配准软件，选择合适的窗宽窗位（W=400、L=40），选择感兴趣区，应包全扫描图像，进行自动配准，自动配准后需要人工审核配准结果。

4. 配准时应以骨性标记为主，同时注意观察子宫、膀胱、直肠、小肠的位置，如发现膀胱充盈不足、直肠充盈过大、子宫位置改变超出靶区范围、宫腔积液增多或减少等情况，需要及时处理或与主管医生进行沟通，决定下一步操作。

5. 将机载影像系统收回，根据配比结果，自动移床修正后可实施治疗。

表 8-1　三维图像扫描与配准参数

设备名称	扫描层厚/mm	扫描长度	感兴趣区范围	配准条件
CBCT	2.5	450mm×450mm	靶区、膀胱、子宫、小肠、直肠	骨性配准（Vrt、Lng、Lat 方向）
XVI	5	265mm×265mm	靶区、膀胱、子宫、小肠、直肠	骨性配准（Vrt、Lng、Lat 方向）
MVCT	6	手动选择包全靶区	靶区、膀胱、子宫、小肠、直肠	骨和软组织超精细配比（Vrt、Lng、Lat、Roll 方向）
In-room FBCT	5	手动选择包全靶区	靶区、膀胱、子宫、小肠、直肠	骨性配准（Vrt、Lng、Lat 方向）

四、外照射治疗实施

1. 首次摆位要求主管医生到场参与摆位。每次摆位需要至少两名治疗师共同参与。首次摆位前须向患者交代注意事项，要求患者充分放松，配合治疗师的治疗。后续每次摆位治疗前简单询问患者病情进展情况、是否有毒副作用的出现。

2. 按照体位固定要求，参照激光灯正确摆位，摆位完成后，检查治疗床各方向的数值、固定野照射机架角的分布情况，旋转照射机架角的路径，确认是否有碰撞的危险，必要时在室内进行模拟旋转确认。

3. 确认患者家属及工作人员全部撤离后，关闭防护门。

4. 核查患者的身份识别信息及治疗信息是否正确，确保无误后按照图像引导方案进行图像引导或直接开始出束治疗。

5. 保证治疗室监听监视系统工作正常，治疗前对患者进行培训，遇紧急情况可以挥手或呼喊求救。治疗时，治疗师须对患者进行严密监视和监听，遇紧急情况立即停止出束并进行处理，避免造成不必要的伤害。

6. 出束结束后进入机房将治疗床降低，注意根据各种设备的不同特点，采取措施防止治疗床与机架或周边辅助设备发生挤压碰撞。移除体位固定装置，询问患者是否有异常感受，并耐心解答。

7. 搀扶患者起床，注意防止发生坠床、摔倒或绊倒的意外。控制下一位患者进入机房的时间，注意避免患者隐私部位的暴露。

8. 嘱咐患者带好随身物品，离开治疗室。

五、外照射注意事项

1. 遵医嘱每周检查一次血常规，白细胞总数低于 3.0×10^9/L、中性粒细胞低于 1.5×10^9/L、血小板低于 60×10^9/L、血红蛋白低于 80g/L 或发烧超过 38℃应停止放疗，请主管医生处理。放疗后 2 周左右患者可能出现直肠反应，3 周后可能出现膀胱反应，鼓励患者进食高蛋白、高维生素、高热量食物，避免进食辛辣食品，多喝水、多排尿。

2. 观察患者的体重变化，若患者体重变化明显，会导致低温热塑体膜过松或过紧，要及时与主管医生沟通处理。个别患者由于大量输液导致全身水肿，导致体膜过紧，可与主管医生沟通处理。

3. 定期观察患者照射区域皮肤的变化，是否出现皮肤反应，是否有在照射区域粘贴膏药、进行注射、拔火罐、私自用药、洗澡的情况，如有应及时进行纠正。

4. 患者月经期可以正常放疗，月经期或分泌物较多时，可在患者臀部垫一次性薄单，防止经血及分泌物污染固定装置或治疗床。

5. 部分宫颈癌患者伴有梅毒、乙肝和丙肝等传染病，需要做好防交叉感染措施，使用一次性尿单。

 第七节 近距离后装腔内治疗

一、治疗前宣教

1. 介绍近距离后装治疗流程，让患者了解近距离后装治疗的过程和注意事项。

2. 介绍近距离后装治疗辐射防护的要求，解除患者对放射源的恐惧，以及是否会对家人造成影响的担心。

3. 心理护理。舒缓患者对后装施源器置入术的恐惧，患者个体差异很大，大多数患者清醒状态下完全可以承受，部分非常敏感的患者，需要进行一定的安抚或使用盐酸奥布卡因凝胶进行表面麻醉，极少数严重者需要静脉麻醉下进行施源器置入术的操作。

4. 近距离后装治疗并发症的发生和预防措施与外照射相似。

二、术前准备

1. 所有拟进行近距离后装治疗的患者需检查感染四项，对于阳性患者，需要采取措施防治交叉感染。

2. 无菌手术服、无菌单、后装施源器、扩阴器、手术器械、辅料送手术供应室进行无菌消毒。

3. 准备碘酒、生理盐水、避孕套、纱条、肛管、假源、尿袋等。

三、妇科后装施源器置入术

妇科后装施源器种类较多，常用的有两种，分别是三管施源器和柱状施源器。三管施源器包括一根宫腔管和两根穹窿管，用于未手术的宫颈癌患者，一般情况下为三根管组合使用，特殊情况根据治疗目的可以单纯使用其中的一根或两根。单管施源器一般应用于术后患者的阴道残端照射。见图8-9。

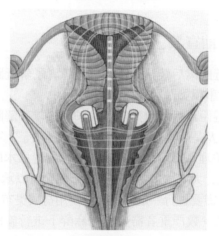

图 8-9　三管妇科后装施源器示意图

（一）三管施源器置入术包括以下步骤

1. 术前排空膀胱和直肠。

2. 患者仰卧于妇科检查床上，取截石位。

3. 外阴备皮，并做妇科冲洗。

4. 插入导尿管，注意无菌操作，防治尿道感染。在导尿管的球囊中注入5ml稀释后（泛影葡胺：生理盐水=3∶2）的泛影葡胺，用于标记膀胱，评价膀胱受量。

5. 辅助放疗医师置入施源器，填塞纱布，使用胶布固定。

6. 插入肛管和假源标记，用于标记直肠，评价直肠受量。

（二）柱状施源器的使用

患者采用截石位，仰卧于治疗床上，插入柱状施源器，顶到阴道顶端，使用固定支架进行固定，患者双腿放平，全身放松。治疗时按照计划设计的管道顺序连接后装治疗机。

四、定位图像的获取

1. 使用三管施源器进行三维计划治疗，需将完成施源器置入术的患者转移到 CT 模拟定位机上进行图像扫描。扫描层厚为3mm，扫描范围为髂前上棘至坐骨结节下缘。获取的图像传输至计划系统用于近距离后装治疗计划设计。

2. 使用三管施源器进行二维计划治疗，需要将完成施源器植入术的患者转移到 X 线模拟定位机上进行图像采集，首次治疗的患者需要进行 CT 扫描，来观察是否有宫腔管穿破宫体的情况，也可以观察施源器与肠道的关系，及时调整计划，避免小肠超量。

3. 使用柱状施源器进行三维计划治疗，首次治疗前在 CT 模拟定位机上为患者插入柱状施源器，进行扫描，扫描层厚为3mm，扫描范围为髂前上棘至坐骨结节下缘。获取的图像传输至计划系统用于近距离后装治疗计划设计。

五、计划设计

1. 二维计划是基于 X 线模拟定位机采集的正交图像进行计划设计的，一般采用机架角为 45° 和 315° 的两幅正交图像，可以避免施源器、膀胱标记点、直肠标记点相互遮挡无法分辨。

2. 三维计划是基于 CT 模拟定位机采集的图像进行靶区与危及器官的勾画和计划设计的。

3. 近距离后装治疗的三维计划结果可以与外照射进行融合，综合评价患者的剂量分布。

4. 治疗计划由物理师完成，医生批准执行。

六、计划执行

1. 按照近距离后装治疗计划的设计，正确连接施源器与输源管道，保证管道连接顺序与计划重建顺序一致。

2. 确定治疗室内无人员滞留并关闭防护门。

3. 核对治疗计划与后装治疗机的治疗参数是否一致，包括患者的身份信息、计划日期、放射源的活度、治疗次数、驻留时间等。

4. 使用假源探查各个通道是否通畅。

5. 执行真源治疗。

6. 治疗结束后，持报警仪进入机房，确认机房内无异常泄漏辐射。拆除施源器，注意核对填塞纱布、宫口限位器、避孕套等植入物的数量，避免遗留。

7. 拔出尿管，嘱咐患者多饮水、多排便，减少尿路感染的可能。

8. 交代患者定期进行阴道冲洗和使用阴道扩张器进行阴道扩张，预防阴道狭窄和感染。

（孙显松　张连胜　应惟良　周　锐　高　岩　傅万凯）

第九章

全中枢神经系统放射治疗技术操作规范

 概述

中枢神经系统肿瘤（tumor of central nervous system）指起源于中枢神经系统内的组织或结构的一组良恶性疾病，病变主要位于颅内或椎管内，肿瘤主要分为良性和恶性两大类。良性肿瘤主要包括脑膜瘤、垂体瘤、颅咽管瘤等；恶性肿瘤主要包括室管膜瘤、中枢神经系统淋巴瘤、生殖细胞肿瘤等。儿童发病率为3/10万，发病高峰为3~9岁，常见肿瘤类型为低度恶性星型细胞瘤、髓母细胞瘤、室管膜瘤等；成人发病率为10/10万，常见肿瘤类型为星形细胞瘤、脑膜瘤等。

全中枢神经系统放射治疗（craniospinal irradiation，CSI）在临床上应用于恶性程度较高、易发生脑脊液扩散的中枢神经系统肿瘤，如髓母细胞瘤、中枢神经系统恶性淋巴瘤、生殖细胞瘤等。

一、全中枢神经系统应用解剖

全中枢神经系统由脑和脊髓构成。枕骨大孔处作为脑和脊髓的分界点。脑由大脑、间脑、脑干（分中脑、脑桥、延髓）和小脑组成；小脑幕分隔为幕上和幕下两个区域，幕上有大脑、鞍区、松果体区；幕下有中脑、脑桥、延髓、小脑。大脑由大脑镰分隔为左、右大脑半球，由胼胝体相连；大脑半球左右对称，分为额叶、顶叶、枕叶、颞叶（图 9-1）。

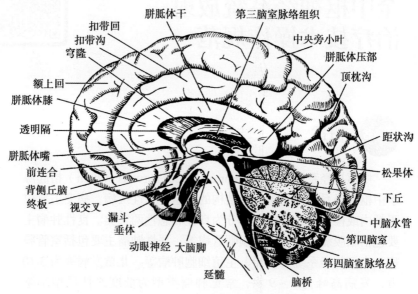

图 9-1　中枢神经系统脑部示意图

脊髓位于椎管内，共 31 节。包括颈髓 8 节、胸髓 12 节、腰髓 5 节、骶髓 5 节以及尾髓 1 节。脊髓节段与椎骨序数关系为颈、胸上段 +1；胸中段 +2；胸下段 +3；腰髓位于 10～12 胸椎水平；骶髓位于 12 胸椎～1 腰椎水平（图 9-2）。

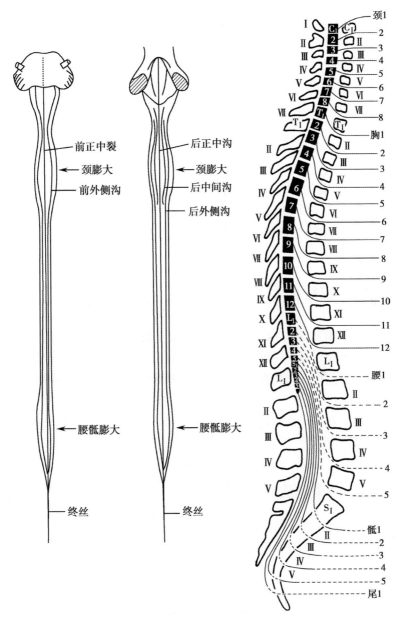

图 9-2 中枢神经系统脊髓示意图

二、全中枢神经系统肿瘤的放射治疗

全中枢放射治疗主要用于治疗容易沿脑脊液或脑膜播散的脑恶性肿瘤，如髓母细胞瘤、高危生殖细胞瘤和分化差的室管膜母细胞瘤等。除髓母细胞瘤外，其余肿瘤应是有选择性地进行全中枢放射治疗。

全中枢放射治疗靶区包括全脑和全脊髓，全脊髓下界至脊髓圆锥部，包括磁共振成像显示的硬膜囊下界。因髓母细胞瘤、生殖细胞瘤等对放射治疗敏感，采用常规分割方式即可达到根治目标，即每次 1.8~2Gy，每周 5 次。通常给予全脑 30~36Gy、全脊髓 24~30Gy、肿瘤区域 50~54Gy。

 ## 放疗前宣教

全中枢放射治疗靶区包括全脑和全脊髓，涉及人体范围较大，在放疗过程中可能会出现一些不良反应，引起患者及家属恐慌和焦虑。作为工作在一线每天接触患者的放射治疗师应耐心向患者讲解放射治疗的不良反应和处理措施，做好患者心理辅导和放疗知识宣教工作，消除患者恐慌心理，及时了解患者情况并告知主治医生。

一、全中枢放疗不良反应

1. 全身反应　疲乏、无力、食欲下降。

2. 血象影响　大面积照射时对血象有影响，一般常规放疗对血象影响并不大，但放疗前作过化疗者放疗期间应密切观察血象变化。

3. 脱发　放疗所致脱发只有在照射头面部时才会发生，而且仅限于照射区域，大部分在放疗结束后 2~3 个月可长出新发。

4. 头颈部照射期间反应　主要为口咽部黏膜急性反应和唾液腺分泌抑制，表现为黏膜出现伪膜、溃疡、糜烂、口干等。注意保持口咽部清洁，戒烟戒酒，饮食不宜过烫、过硬，以吃半流食为好。

5. 颈胸部照射期间反应　主要为放射性气管和食管黏膜反应，表现为颈部、胸骨后不适、疼痛、异物感、刺激性咳嗽，进食时烧灼感、咽下疼痛，可能影响进食。一般照射 2～3 周时明显，第 4 周可能达高峰，以后无明显加重。为正常反应，不必特殊处理，调整饮食，勿食过烫、过硬食物，一般治疗结束后 1 个月左右自然恢复。

6. 腹部照射期间反应　主要为放射性胃肠炎（胃、小肠、结肠、直肠），表现为恶心、食欲下降；反应程度：照射上腹部 > 中腹部 > 下腹部；而腹泻、大便次数增多则下腹部 > 中腹部 > 上腹部。其次为下腹部、盆腔照射时的放射性膀胱炎，表现为尿频、尿急、尿痛，一般放疗后 7～10d 自然恢复。

二、饮食指导

放射疗期间患者会有各种各样的不适（放疗反应），饮食和营养在肿瘤放疗中有重要作用。应鼓励患者在放疗期间加强营养，增强体质，以弥补放疗对身体造成的不利影响。

1. 放疗期间应改变不良饮食习惯，包括：①忌烟、酒；②忌辛辣刺激性食物：葱、蒜、韭菜、姜、花椒、辣椒等；③忌油煎、烧烤等热性食物；④忌油腻、黏滞生痰的食物；⑤忌过多的食盐；⑥忌高脂肪食物。

2. 患者常见食欲缺乏、厌食、味觉迟钝的反应，这时要耐心地鼓励患者多进食，饮食以营养丰富、清淡易消化的食品为宜。应调动患者的视、嗅觉以增加食欲，调配患者平时喜爱的食物，饮食采用少食多餐的方式。

3. 饮食宜清淡而少油腻，少食多餐，尽量避免不新鲜的蛋白质食品及其他食品。

4. 腹部放射治疗刺激肠黏膜引起肠蠕动加快导致腹胀、腹泄。此时宜食用易消化、稍淡、少油腻的食品，如半流饮食或少渣饮食，忌含纤维素多的食品及黏腻、寒凉食品。

5. 应适当增加活动量，多食新鲜蔬菜、水果，及其他富含纤维素的食物，如香蕉、苹果、红薯等。

6. 由于全中枢放射治疗可引起骨髓抑制，表现为白细胞、血小板下降。为防止骨髓抑制引起的血象下降，要注意加强营养。

（1）高蛋白饮食：主要是提高机体抵抗力，为白细胞恢复至正常提供物质基础。

（2）高维生素饮食：维生素可以促进细胞的生长发育，有助于白细胞的分化和增殖，促使恢复正常。

三、放疗注意事项

初次放疗的患者有紧张情绪，特别是在定位摆位前，故应主动耐心地与患者沟通，消除患者对治疗的恐惧心理；向患者说明积极配合放射治疗的重要性，并指导患者配合治疗的方法及在放疗中的注意事项，获得患者的信任，这是放疗工作的首要前提。

1. 耐心并语言清晰地告知患者充分暴露病变部位，以便顺利定位。

2. 画好标记线后，在整个放疗期间应保持标记线清楚，不应随意擦抹和更改。如不清楚应请医生及时标记，以免影响治疗的准确性。

3. 放疗期间照射区内禁止任何理化因素刺激，如贴敷和涂抹各种药膏、热敷、理疗及阳光下暴晒等。

4. 放疗期间可适当活动，但不宜进行过于激烈的运动，以身体不感疲劳为度。

5. 生活要有规律，保证休息和睡眠，避免过度兴奋与忧伤，应戒烟戒酒。

6. 凡有慢性病者（如糖尿病、高血压、心脏病等），应坚持用药。

7. 保证所有检查资料的完整（包括文字和图像），以便医生随时调用和对比。

8. 治疗期间辅助用药最好在医生指导下使用，不要私自乱投医、乱用药，增加不必要的开支。

 第三节 体位固定

精确的体位固定技术是保证患者实现精确放射治疗的重要前提和保障。全中枢神经系统肿瘤患者放射治疗时体位有可能采用俯卧位或仰卧位，根据其体位的不同患者固定方式也有所区别。全中枢神经系统肿瘤患者采用俯卧位放射治疗时，建议使用船形枕和头部热塑膜配合真空固定垫进行体位固定。全中枢神经系统肿瘤患者采用仰卧位放射治疗时，建议使用头体一体固定板配合头颈肩热塑膜进行固定。

一、体位固定前的准备工作

1. 流程介绍　向患者及家属介绍体位固定的目的、方法、过程以及相关注意事项，让患者有充分的心理准备，能够积极配合体位固定。

2. 患者准备工作

（1）剪除长发，建议尽量剪短，不能出现影响体位重复性的长发。

（2）真空垫固定患者上身可着单件低领口的棉质薄内衣（男士可裸露上身），下身只留内裤；热塑体膜固定患者建议上身裸露，下身只留内裤。

（3）摘除全身装饰附件，如耳环、项链、发夹和眼镜等。

3. 治疗师准备工作

（1）治疗师应认真阅读定位申请单，核对医嘱信息。

（2）核对患者的身份信息，了解患者的身体情况。

（3）准备患者的体位固定装置所需要的装置和材料。

4. 特殊情况

对于儿童患者，要通过家长与患儿沟通以获得理解和配合；可辅以童话故事或英雄故事鼓励患儿不惧疾病，树立战胜疾病的信心。如果患儿无法配合，建议使用麻醉或镇静剂且采用仰卧位治疗，对儿童患者更为安全。

二、体位固定实施

1. 俯卧位固定　患者取俯卧位，患者头枕船形枕，调整船形枕前后垫块的位置和角度，使患者下颌内收、后颈过伸位，两侧外耳孔等高，肩部放松，双臂自然伸直紧贴于身体两侧，手心向内，双腿自然伸直。在激光灯下调整患者体位，使患者体中线与前正中激光线一致。

（1）真空垫固定制作

1）将真空垫均匀平铺于塑形板上，然后抽真空到适宜硬度。

2）嘱咐患者上身裸露，下身只留内裤，使其俯卧在固定垫上，将头枕在船形枕上，而手臂置于身体两侧。

3）调整患者体位，并调整好船形枕的角度，使全中枢保持平直，体中轴与床长轴一致，颈椎保持水平位。

4）在患者充分放松的状态下，真空袋放气让患者下陷。

5）抽气塑形，先塑形船形枕的位置，再塑形体部。真空袋尽量敷贴身体两侧，尽量不挤压皮肤。真空固定垫高度不超腋中线，便于体表标记。注意防止真空固定垫与身体不贴实出现空虚。

（2）头部面罩的制作

1）让患者俯卧在固定垫内，调整患者体位，使患者与固垫贴合好，使脊髓处于水平位置。

2）将恒温水箱提前加热至70℃左右，将头部热塑模放入恒温水箱中加热3~5min至变透明变软。

3）取出热塑面罩，平放在浴巾上，擦拭多余水分，将面罩罩住患者头颈部，并迅速扣上相应卡扣，嘱咐患者头部不要偏移。

4）嘱咐患者张嘴后再闭合，调整患者的颈部面罩，防止面膜回缩后压迫呼吸，并告知患者若有不适就举手示意，用冰毛巾敷在头肩膜部，加速冷却，注意不要盖住患者口鼻。

5）给患者背部盖上衣物保暖，躺15~20min以便面罩塑形，其间密切关注患者是否有不舒适、呼吸不畅等，必要时再次调整面罩。

6）体位固定装置制作结束以后，让患者起来，按照要求再摆位一次，以验证刚刚完成的体位及固定技术的重复性，满意后才能进行下一步。

7）制作标签。内容为：姓名、船型枕对应的孔、制作时间、主管医生，将标签粘贴于体位固定装置头侧。

（3）注意事项

1）为了保证精度，船形枕的位置一定要固定，主要在真空固定垫塑形时注意对船形枕位置的固定。

2）一定要记得标出船形枕的角度。

3）在制作面罩的过程中一定要密切关注患者，以免发生危险。

2. 仰卧位固定　全中枢放射治疗患者仰卧位固定，建议采用头体一体固定板配合头颈肩和体部热塑膜进行固定。固定模具要求能够覆盖患者头部及包括骨盆在内的整个躯体，保证头部及脊柱位置的相对固定。这种固定方法不仅操作简便，并且可以减小头脚方向及水平方向上的摆位误差，提高全中枢放疗的精确度。头肩膜和体膜的制作流程如下：

（1）让患者放松平躺，选择合适头枕，使患者后颈与头枕间无明显空隙。

（2）两位定位技师站在患者两侧，调节床移动至激光灯合适位置，同时读取所对应一体板的标尺刻度，保证两侧刻度一致，以确定一体板位置与激光灯系统平直。

（3）在激光灯下调整患者体位，使眼外眦与外耳孔连线垂直于床面，两侧外耳孔等高，肩部放松，双臂自然伸直紧贴身体两侧，手心向内，双腿自然伸直。定位治疗师应从头脚方向观察患者是否平直，调整下颌仰角使脊髓呈水平位，使患者体中线与前正中激光线一致。在调整患者体位的过程中，定位治疗师应注意观察一体板位置是否发生移动，如有移动应及时调整。

（4）将头颈肩热塑面罩放入70℃左右的恒温水箱中加热软化，加热期间可间歇轻微晃动以免出现粘连，加热3~5min至变透明变软。

（5）取出热塑面罩，平放在浴巾上，擦拭多余水分，将面罩罩住患者头颈肩部，并迅速扣上相应卡扣，嘱咐患者头部不要偏移，并看激光灯鼻尖是否还在正中位置。

（6）在热塑膜冷却成形前，反复轻压患者鼻根、鼻翼、下颌、锁骨和肩膀等轮廓明显部位的热塑膜，确保热塑膜与患者体表轮廓一致，嘱咐张嘴后再闭合，调整患者的颈部面罩，防止面膜回缩后压迫呼吸。

（7）将体部热塑膜放入70℃左右的恒温水箱中加热软化，加热期间可间歇轻微晃动以免出现粘连，加热3~5min至变透明变软。

（8）从恒温水箱中拿出泡好的体部热塑膜，平放在浴巾上，擦拭多余水分。至少由两名治疗师配合均匀拉伸体膜并迅速扣在患者胸部到盆腔部位，两侧卡扣扣到合适的对应位置。

（9）嘱咐患者不要紧张，平静呼吸，并同时用手指按压肚脐做标记，另一位定位治疗师将患者双腿及会阴部膜体压下挤压出轮廓。

（10）在热塑膜冷却成形前，反复轻压患者轮廓明显部位的热塑膜，确保热塑膜的成形与患者体表轮廓一致，尽量避免体表与热塑膜间形成较大的空隙。

（11）热塑膜应冷却 15～20min，必要时可采用湿毛巾或风扇加快冷却。

（12）制作胶布标签，标注患者姓名、制作时间、头枕型号以及主管医生等信息，标注清楚后贴于头肩膜明显位置。

（13）在体膜合适部位标注患者姓名、制作时间以及主管医生等信息。

（14）待热塑膜完全冷却硬化后（注意观察体膜两侧边条内侧是否完全冷却硬化）释放固定卡扣卸下热塑膜，扶患者下床并嘱托注意事项。

第四节　模拟定位

模拟定位机是在肿瘤放射治疗中制定放疗计划的关键设备之一，常用作放射治疗之前需放射部位的定位。模拟定位是指采集患者二维或是三维影像，确定靶区以及与其他正常组织之间的位置关系，并建立治疗中心的空间坐标系的过程。目前全中枢放射治疗常用模拟定位方式主要有：常规模机拟定位、CT 模拟定位。

一、X 线模拟机定位

X 线模拟机定位适用于接受二维放射治疗的全中枢系统肿瘤患者。患者采用仰卧位或俯卧位，然后通过激光灯指示尽量使患者体位平直，患者摆位方式与体位固定时保持一致。利用模拟定位机确定照射野位置、大小等相关治疗参数。

1. 确定全脊髓照射野

（1）全脊髓野分颈胸部和腰骶部上下 2 个脊髓野，亦可根据患者脊髓实际长度，分 2～3 个照射野，源皮距垂直照射。

（2）上脊髓野上界接头部野下缘，野宽为 4cm，骶骨部包骶孔于野内，故该部位野宽为 8cm。

（3）移床确定上部脊髓野，使光野中心移至患者胸背部位置，将床降低至等距离照射（如源皮距 =100cm）。

（4）确定上部脊髓野范围：X 线透视使上部脊髓野上界定在 $C_5 \sim C_6$ 椎体之间，下界尽量定在腰 1 下缘（因脊髓的下端在腰 1 水平），野宽包椎弓根外 1cm，进机房内为患者画射野体表线，并注意观察源皮距 = 100cm。在上部脊髓野下界放铅丝，在头颈部面膜左侧画上部脊髓野的前部发散投影线并放铅丝。

（5）移床确定下部脊髓野：前移床面使光野中心点位于腰部脊髓上部野下界位置，使源皮距为 100cm 并旋转床面角度 90º 或 270º。

（6）确定下部脊髓野范围：X 线透视通过半束将脊髓下部野上界准直器关闭为 0，转机架角度至 9° 左右使中心轴线与脊髓上野下界发散角一致，脊髓下部野下界定在 S_3 水平。

（7）脊髓野根据患者脊髓深度选择 12 ~ 20MeV 电子线照射。

（8）由于电子线束 50% 等剂量线在 5cm 深处偏离射野边缘 0.3cm，同时 X 线偏离 0.15cm，所以头部野与上脊髓野在皮肤表面上的间隔应为 0.45cm。两个脊髓野的间隙为 0.6cm，这样各野的 50% 等剂量线在皮肤下 5cm 深处相交。

（9）记录患者各照射野大小、机架角度、准直器角度及照射深度等治疗参数。

2. 确定全脑照射野

（1）全脑采用对穿野水平等中心照射。

（2）调整模拟机床的位置：使纵轴线激光线过患者头部正中矢状线，两侧十字形激光置于患者头部颅脑位置；确认机架及准直器角度归零，X 线透视观察患者鼻中隔与模拟机 "#" 字形框野中的 Y 轴线是否重合，如果未重合左右平移床面进行调整。

（3）旋转机架至 90°，升降或纵向移床，源皮距 =100cm，下界在颈 4 椎体水平，上界开放至颅骨外 3cm（为将来与脊髓野移动预留位置），前后界开放。

（4）读取治疗深度（源皮距 =100cm），必要时转床体及小机头角度，使全脑野的下界与颈胸野的上界相接，然后画出射野并拍片做铅模。

（5）转动机架至 270°定对侧野，保持治疗床位置不变，其他步骤照旧。

（6）前颅窝挡块位置在眶上缘下 0.5cm，中颅窝挡块位置在颞叶下 1cm，挡块后下界在椎体前 0.5cm。

（7）记录患者各照射野大小、机架角度、准直器角度及照射深度等治疗参数。

二、全中枢放疗 CT 模拟定位

1. 定位前准备

（1）检查患者定位申请单，核对患者信息、扫描范围以及固定模具是否与患者信息一致。

（2）向患者介绍 CT 模拟定位的目的和过程，以便患者能够更好地理解和配合模拟定位工作。

（3）对于增强扫描患者需核实是否签署 CT 增强扫描的知情同意书，向患者说明使用 CT 增强扫描对比剂的注意事项。询问有无鱼虾等含碘食物过敏史，有无药物过敏史，评估心、肝、肾功能等。嘱患者定位前多喝水，减少过敏症状。

（4）嘱患者定位时放松心态、放松身体、保持舒适自然的体态，交代患者勿咳嗽、不说话、不移动身体。

2. CT 模拟的体位固定及摆位

（1）定位前取下随身佩戴的金属物品（项链、耳环、假牙、皮带等），尽量保持衣着状态与体位固定模具制作时一致。

（2）对于俯卧位使用船形枕和头部热塑膜配合真空固定垫进行体位固定患者，流程如下。

1）患者 CT 模拟时体位固定按照体位固定时的体位摆位。

2）将CT模拟定位机外置激光系统复位置零。

3）打开定位激光灯，选择两套定位虚拟等中心：①选择颅脑等中心点：X轴激光灯投影于眉弓上缘水平，冠状位是体中线的交点，矢状位选择两侧外耳孔上1~2cm处交点。②选择胸腰骶段等中心点：移动定位床，X轴激光灯投影于患者肚脐上5cm水平，两侧高低水平线不动。

4）在三组激光灯十字交叉处贴3个白色胶布，使用红色记号笔描出激光灯十字线，放置金属小球作为标记点，并与激光线交叉点完全重合。

5）在患者额头、颈部或背部处另贴一块胶布描出矢状面激光线位置。

（3）对于仰卧位头体一体固定板体板配合头颈肩热塑膜加热塑体膜进行固定患者，流程如下。

1）患者CT模拟时体位固定按照体位固定时的体位摆位。

2）将CT模拟定位机外置激光系统复位置零。

3）打开定位激光灯，选择两套定位虚拟等中心：①选择颅脑等中心点：X轴激光灯投影于眉弓上缘水平，冠状位是体中线的交点，矢状位选择两侧与腋中线交点；②选择胸腰骶段等中心点：移动定位机床，X轴激光灯投影于患者肚脐上5cm水平，两侧高低水平线不动。

4）在三组激光灯十字交叉处贴3个白色胶布，使用红色记号笔描出激光灯十字线，放置金属小球作为标记点，并与激光线交叉点完全重合。

5）在患者额头、下巴或胸骨处另贴一块胶布描出矢状面激光线位置。

6）保持床的位置不变，在体部选择较为平坦处再次描出激光灯十字线位置，放置金属小球作为标记点，并与激光线交叉点完全重合，作为体部定位备用中心。

3. CT模拟定位的扫描及图像传输

（1）在CT模拟定位系统患者登记界面中输入患者信息，对患者进行建档，设定扫描程序，设置扫描体位。

（2）获取患者扫描部位冠状面 CT 定位相（至少包括头顶至锁骨下 5cm 区域），再次通过冠状面定位图像确认患者位置是否没有倾斜。

（3）根据医嘱在冠状面定位图像上设置扫描范围。确保扫描扩展视野（FOV）足够包括患者肩部最宽处，扫描层厚一般为 5mm，扫描范围自颅顶上 1～2cm 至 S_4 下缘 1～2cm。以保证患者轮廓完整性。

（4）扫描参数一般设置为管电流 300mA 左右，管电压为 120kV/140kV，对于未成年人应酌情降低管电压到 60kV～120kV。

（5）注射造影剂置管时，要选择弹性好、比较粗直的血管，避开中心静脉，保证静脉置管的通畅和安全。增强扫描采用高压静脉注射，成人注射速率为 2.0ml/s，儿童一般为 1ml/s；成人对比剂使用量为 100ml，儿童用量不超过 2ml/kg。

（6）扫描结束，俯卧位船形枕和头部热塑膜配合真空固定垫固定患者，移动激光灯使其投影在所选的皮肤参考点及负压垫或体膜两侧，分别在真空负压垫或体膜两侧及胸腹部所选的参考点做好十字标记线，并标注相应刻度数，嘱患者保留标记线到治疗结束；

（7）对于仰卧位头体一体固定板配合头颈肩热塑膜进行固定的患者，摆位参考标记设置如下。

1）选取患者胸廓部皮肤牵拉少且与体部中心点隔开一定距离处作为患者体表标记处（体膜开窗处），用红色记号笔画三个十字标记（长度不少于 6cm），并在十字中心处标记斜线以区别于体部中心点，并标注相应刻度数，嘱患者保留标记线到治疗结束。

2）取下固定体膜，用长效记号笔按照三条激光线在患者体表描画标记线。

3）在体膜三个中心有斜线十字标记处用打孔器打 3～4cm 方形孔，作为后续患者摆位体表标记处。

（8）定位结束后，嘱患者在休息区观察0.5h，无不适症状，拔出留置针，嘱患者24h内多饮水，加速造影剂的排出。

（9）扫描后图像重建后，检查图像是否符合要求，确认无误后按科室要求通过DICOM将图像资料传输到放疗网络服务器。

（10）将模具送到模具指定存放点。

第五节 体位验证

在计划设计过程中，如果计划中心与之前CT模拟定位时定位等中心产生坐标移动，则需要在X线模拟机或CT模拟机进行治疗中心位置精度的模拟验证，也称为复位。目前患者治疗位置复位的方式主要有两种，一是在X线模拟定位机下将定位等中心平移至治疗坐标等中心，将计划系统生成的DRR与对应条件下模拟定位机上获取的图像进行比对，评判位置的一致性，并标记新的治疗中心；二是在CT模拟定位机下通过坐标系统移动将定位等中心平移至治疗坐标等中心，并标记为新的治疗中心。

对于接受螺旋断层放射治疗技术以外其他治疗方式的全中枢患者，通常有三个治疗中心，即全脑治疗中心、脊髓上段治疗中心和脊髓下段治疗中心，三个治疗中心均需要进行复位。对于接受螺旋断层放射治疗的全中枢患者，通常不需要移动计划中心，可省略复位过程。

一、二维模拟定位机验证

二维模拟定位机进行复位并进行标记的具体流程如下：

1. 请患者进入模拟定位机房内，核对患者模拟定位时所采用的固定装置、固定体位和模具以及患者身份等信息。

2. 将所用固定装置和模具准备好，嘱患者所着衣物与模拟定位时尽量一致，按模拟定位时的体位躺在固定装置上。

3. 移动治疗床，使定位室内 X 方向激光灯与模拟定位时在固定装置上标记的刻度线重合；调整患者位置，使 X、Y、Z 方向激光灯分别与患者身上的标记线重合，并使用模具进行固定。

4. 移动治疗床，使定位室内激光线与患者模具上设定的模拟定位中心十字线重合。

5. 按照放疗计划单上的移床值移动治疗床到达治疗中心位置。

6. 治疗师调出患者定位 CT 数字化重建正侧位片（DRR片）。模拟机机架分别位于 0° 和 90°，拍摄正侧位 X 线平片，并分别与 DRR 正侧位片进行匹配。分别测量十字线中心与骨性标志（如颅骨边缘、椎体边缘和间隙、盆骨边缘等）的距离，确定患者摆位误差。

7. 若摆位误差在允许范围内（头部 < 3mm，体部 < 5mm），进入治疗室，在定位模具上贴上胶带，沿激光线画上十字线，即治疗坐标标记。若摆位误差超出允许范围，重复上述步骤，直到摆位误差在允许范围内，按前述贴好胶带并画好十字线。

8. 完成所有工作后，移除固定模具，并协助患者下床，请患者离开治疗室。

二、CT 模拟定位机验证

1. 请患者进入模拟定位机房内，核对患者模拟定位时所采用的固定装置、固定体位和模具以及患者身份等信息。

2. 将所用固定装置和模具准备好，嘱患者所着衣物与模拟定位时尽量一致，按模拟定位时的体位躺在固定装置上。

3. 移动治疗床，使定位室内 X 方向激光灯（左右方向）与模拟定位时在固定装置上标记的刻度线重合；调整患者位置，使 X、Y、Z 方向激光灯分别与患者身上的标记线重合，并使用模具进行固定。

4. 移动治疗床，使定位室内激光线与患者模具（真空垫或热塑膜）上基准十字线重合。

5. 按照放疗计划单上的移床值移动治疗床到达治疗中心位置。

6. 扫描方式与定位时一样，比对定位与复位的两次扫描相对应层面的 CT 图像是否一致。

7. 若摆位误差在允许范围内（头部 < 3mm，体部 < 5mm），进入治疗室，在定位模具上贴上胶带，沿激光线画上十字线，即治疗坐标标记。若摆位误差超出允许范围，重复上述步骤，直到摆位误差在允许范围内，按前述贴好胶带并画好十字线。若摆位误差较大，超出允许范围，则需要查找原因解决。

8. 完成所有工作后，移除固定模具，并协助患者下床，请患者离开治疗室。

 第六节　放疗实施

治疗实施过程是放射治疗流程最重要的环节之一，是整个放射治疗流程的关键部分。直接关系到肿瘤患者的治疗效果，必须有严格规范的操作流程，严格执行双人摆位，双人核对，并且按规定书写治疗文书。

一、治疗前准备

1. 检查核对

（1）拿到放疗患者治疗单时治疗师首先要做"三查五对"工作（详见第三章第六节）。

（2）完成"三查五对"工作后，将放射治疗单内容与治疗计划进行核对，发现异常及时联系主管医生与物理师。

2. 患者沟通

（1）对于首次放疗患者，治疗师须向其描述设备治疗时大致运行情况、治疗的持续时间和其他可能发生的情况。

（2）告知室内监控器和对讲机位置，治疗中如遇不适随时动作示意或对讲交流。

（3）治疗床上嘱其放松，平静呼吸，无须紧张。不能随意移动，须保持治疗姿势和定位时的统一。治疗前后治疗技师未降床前不能自行上下。

（4）保持皮肤上对位标记线和体膜上下界线的清晰，不能擦洗或自行描画，如标记出现丢失需找治疗师进行处理。

（5）按照治疗师告知时间准时到达候诊室，并在治疗室外耐心等待叫号，有特殊情况需提前告知放射治疗师。

（6）对低龄儿童放疗的体位固定仍是全脑全脊髓放疗中棘手的难题，必要时进行麻醉。

二、治疗摆位

1. 患者换拖鞋或穿鞋套进入治疗室，要求两位治疗师共同参与摆位，进出机房时应遵循"一人在前、一人在后，患者、家属及进修实习学生在中间"原则，确保患者安全。

2. 患者第一次放疗时要有主管医师、物理师及放射治疗师共同参与，遵照放射治疗单的要求，协助患者按照医嘱要求进行摆位，摆位过程中若遇到病情变化不能达到原设计体位要求，在问题解决前则应终止治疗。

3. 将治疗床面降至方便患者上下的最低位置。

4. 找到患者热塑体膜或负压真空垫，将固定装置放置在治疗床适当位置，并嘱患者将衣裤脱至与制作模具时保持一致（首饰和假发等同样）。

5. 先确认患者体膜或负压真空垫注明的信息是否正确，注意患者皮肤上各种标记线的清晰和有无其他辅助固定装置，避免遗漏。按照医嘱调整好专用头架的位置后，患者慢慢俯卧，嘱患者调整体位，使每次摆位尽量与模拟定位时一致。

6. 正确使用体膜固定板装置，激光灯核准患者两侧皮肤与固定板对位刻度线一致后再使用固定模具，移动治疗床使激光灯定位线对准模具上标记的十字线重合，两名治疗师站在治疗床两侧确认位置是否正确。

7. 摆位过程中应与患者进行简单的交流，使患者身体放松、情绪稳定、积极配合摆位，摆位完成后，嘱咐患者保持身体不动。

8. 两位治疗师再次共同确认固定装置及辅助治疗装置使用正确、摆位准确（图 9-3）。

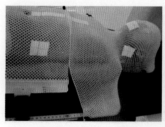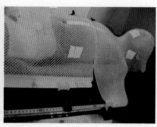

图 9-3　患者摆位

9. 摆位时注意观察真空垫有无变软、变形，热塑膜与患者身体间隙是否过松或过紧，如出现真空垫漏气或患者体重变化过大，应停止治疗并及时告知主管医生。

10. 摆位完成后，让患者家属先退出治疗室，治疗师最后退出，确保治疗室内无其他人员后关闭防护门。

三、验证配准

治疗前验证配准常用的方法是通过 EPID、CBCT 或 MVCT 获取患者治疗前影像信息，并与定位 CT 的 DRR 或定位 CT 影像进行比较，通过骨性标记或骨 + 软组织 / 灰度进行配准，观察在 X、Y、Z 三个方向和旋转方向的误差，确定并纠正摆位误差的过程。

1. EPID 二维图像验证具体操作步骤

（1）摆位前与患者进行沟通，让患者了解使用 EPID 进行位置验证的重要性、验证频率以及对治疗时间的影响。

（2）如上所述对患者按照 CT 模拟定位时的体位进行摆位，使治疗室内 X 方向激光灯（左右方向）与固定装置上标记的刻度线重合；调整患者位置，使 X、Y、Z 方向激光灯分别与患者身上标记线重合，将模具扣在患者身上并固定好。

（3）移动治疗床使激光线与固定模具上的治疗坐标标记线重合。

（4）机架位于 0° 和 90°，使用 EPID 分别拍摄正侧位验证片，并与定位 CT 数字化重建正侧位片（DRR 片）进行匹配。

（5）手动调整窗宽窗位，获取最佳的图像效果：①全脑：以颅骨外沿为基准调整；②椎体：以脊柱为基准调整。确定患者的摆位误差。

（6）若头部 < 3mm，体部 < 5mm，则摆位通过，实施治疗。如误差≥上述标准，重新摆位，再次拍摄验证片。如三次以上误差仍大于许可范围，则需要查找原因，进行解决。

2. CBCT 三维图像验证

CBCT 三维图像验证流程具体操作步骤如下：

（1）如上所述对患者进行摆位。

（2）移动治疗床使激光线与固定模具上的治疗坐标标记线重合。

（3）选择正确的滤线器以及扫描视野和扫描条件，打开 CBCT 野行 CBCT 扫描。

（4）配准框范围选择要求包括靶区及周边重要器官，头部时包括全颅，胸部时包括胸骨、椎体等。然后与定位 CT 进行配准，一般选择自动配准，配准效果不满意时可以进行手动调整，配准误差均需在允许的范围内。有六维床的单位，旋转误差范围要求 < 3°。如果不能满足要求，需进入机房内重新摆位，再次

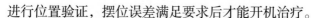

进行位置验证，摆位误差满足要求后才能开机治疗。

（5）若患者有多个治疗等中心，重复上述步骤。

3. 螺旋断层 MVCT 验证　分别选择头部、胸椎和腰椎数层进行断层扫描，并与定位 CT 图像进行匹配。配准范围要求包括靶区及周边重要器官，但因为全中枢肿瘤范围较大，所以一般选取颅底、胸段、腰骶段等三段求其平均值，配准误差均需在允许的范围内，旋转误差范围要求＜3°，然后进行移动治疗床。MVCT 配准方式：因全中枢肿瘤紧邻椎体，常选用骨性配准。一般选择自动配准，配准效果不满意时可以进行手动调整。

四、治疗实施

1. 至少由两位具有上岗资质的治疗技师共同完成，全程按照双人操作双人核对原则。

2. 治疗中保持应全程始终观察监视器内患者举动，如遇患者呼吸困难、咳嗽严重等异常举动应立即终止治疗，将患者安全移出治疗室并与主管医生联系、记录有关参数备查。

3. 如遇治疗中机器故障中断治疗，立即启动应急预案，将患者安全带离治疗室，记录数据并上报相关负责人和维修工程师。

4. 全中枢肿瘤患者在整个治疗中身体轮廓发生明显变化，身体标记线偏移时，应当及时与主管医师联系，必要时需要重新进行体位固定、CT 定位和计划设计等。

5. 治疗实施全部结束后，治疗师做好当天当次治疗记录，进室内将治疗床降至最低，让患者下床穿好衣服，协助患者安全离开治疗室。

（戴相昆　许　青　迟　锋　郑祖安　赵　惠　郭跃信）

推荐阅读资料

[1] 杜平，马琳．中枢神经系统恶性肿瘤患者全中枢放疗的护理体会．中国实用神经疾病杂志，2014，17(16)：142.

[2] 付学海，石梅，肖锋，等．全脑全脊髓放疗不同照射方式的疗效．现代肿瘤医学，2011，19(12)：2417-2420.

[3] 傅玉川，李光俊，林大全，等．通过多种技术方法的综合使用优化全脑全脊髓照射技术．生物医学工程学杂志，2010，27(1)：193-197.

[4] 谷铣之，殷蔚伯，刘泰福，等．肿瘤放射治疗学．北京：北京医科大学中国协和医科大学联合出版社，1993：176-180.

[5] 刘文庆．人体解剖学．北京：人民卫生出版社，2004：8.

[6] 曲宝林，徐寿平，戴相昆，等．全中枢神经系统螺旋断层放射治疗初探．军医进修学院学报，2008，29(2)：137-139.

[7] 王枫，艾毅钦，李荣清，等．螺旋断层放疗治疗髓母细胞瘤的疗效观察．临床肿瘤学杂志，2102，17(12)：1125-1127.

[8] 王方正，付真富．全中枢神经系统放射治疗最佳布野探索．四川肿瘤防治，2004，17(3)：142-145.

[9] 向东华，谢丛华．儿童颅内高分级室管膜瘤的术后全中枢神经系统放疗．临床肿瘤学杂志，2001，6(2)：135-136.

[10] 肖建平，谷铣之，徐国镇．在全中枢神经系统照射时注意保护卵巢．中华放射肿瘤学杂志，1993，2(4)：217.

[11] 谢秋英，石锦平，祁振宇，等．全中枢神经系统射野衔接方法研究．中华肿瘤防治杂志，2013，20(15)：1190-1193.

[12] 徐韬，古模发，李群，等．一种全新的仰卧位全中枢神经系统放射治疗技术．中国神经肿瘤杂志，2008，6(2)：48-51.

[13] 杨金伟，吴丹，明伟，等．全中枢照射技术新探索．中国医学物理学杂志，2012，29(3)：3357-3357.

[14] 于大海，刘凌，任洪荣，等．电子射野影像系统在放射治疗摆位中

的临床应用 . 中华肿瘤防治杂志 , 2010, 17(6): 461-464.

[15] 于红 , 夏云飞 , 王岩 , 等 . 全中枢放疗精确定位的 CT 模拟技术 . 中国神经肿瘤杂志 , 2008, 6(4): 279-281.

[16] 郑镇和 , 魏伟宏 , 谭以昶 , 等 . 全中枢神经系统放疗副反应治疗体会 . 肿瘤学杂志 , 2003, 9(3): 177-178.

[17] HUI S K, KAPATOES J, FOWLER J, et al. Feasibility study of helical Tomotherapy for total body marrow irradiation. Med Phys, 2005, 32(10): 3213.

[18] RUTKAUSKIENE G, LABANAUSKAS L, JARUSEVICIUS L. The results of the treatment of childhood medulloblastoma with radiotherapy at Kannas University of Medicine Hospital in 1994-2000. Medicina (Kaunas), 2006, 42(1): 22-32.